고주파 온열암 치료에서
면역세포 치료까지

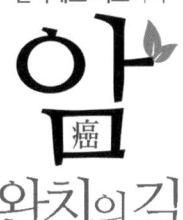

암癌
완치의 길

OVERCOME CANCER

고주파 온열암 치료에서
면역세포 치료까지

암癌 완치의 길

염창환 · 양규환 지음

건강다이제스트 社

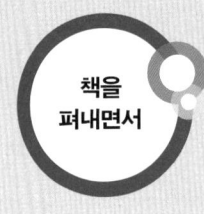 의료인의 도리를 생각하며…

암 환자 100만 명 시대를 살아가고 있다. 해마다 많은 암 환자들이 새롭게 발생하고, 또 해마다 많은 환자들이 투병생활 중에 운명을 달리한다. 오늘 하루는 어제 임종한 사람들이 그렇게 살고 싶어 했던 하루이다. 우리는 그런 하루를 너무나 무덤덤히 살아가고 있는 것은 아닌가 하는 의구심을 가지게 한다.

우리나라 국민의 3명 중 1명이 암에 걸리는 상황에서 암은 이제 누구의 이야기도 아닌 바로 우리들의 이야기가 되어버렸다. 미국의 닉슨 대통령이 암과의 전쟁을 선포한 지도 벌써 42년이란 세월이 지났다. 우리는 그 전쟁에서 한편으로는 이기고 있는 것이지만 또 다른 한편으로는 지고 있다.

그럼 이기고 있는 것은 무엇일까? 그것은 조기 진단에 의한 치료 성공률과 생존기간 연장을 들 수 있다. 그에 반해 우리가 지고 있는 것은 생존기간이 연장되었음에도 불구하고 사망률에는 큰 차이가 없다는 사실과 항암제 치료와 방사선 치료에 의한 부작용으로 환자들이 많은 고통을 받고 있다는 현실일 것이다.

언젠가 한 환자가 다음과 같은 질문을 던졌다.
"교수님, 환자들이 가장 힘들어 하는 것이 무엇인지 아세요?"
"그게 뭔데요?"
"그것은 바로 암 투병 기간 동안 제 이야기를 들어주는 의사가 없다는 사실입니다."

당시 필자는 의아하게 생각했다. 그 환자는 계속 이야기를 이어갔다.

"교수님은 끝까지 포기하지 말고, 우리들 곁에서 함께 해주셨으면 합니다."

의학의 발달에도 불구하고 아직까지 우리나라는 수술, 항암제 치료, 방사선 치료를 능가하는 치료 방법은 물론 없다. 그러나 이 치료와 더불어 보조적인 치료 방법들은 많이 개발되고 있다. 그런 치료 방법을 통해서 10%만 치료 효과를 상승시킨다면 100명 중 10명을 살리는 것이고, 1000명 중 100명을 살리는 결과이다.

만약 환자에게 부작용이 없다면, 만약 환자의 항암치료 효과를 상승시킨다면, 만약 환자의 항암치료 부작용을 감소시킨다면 우리는 반드시 그 치료를 병행하여야 한다. 그것이 바로 의사의 도리이고 역할이라고 본다.

18년 동안 암 환자를 보면서 환자의 투병생활을 함께 해왔다. 그리고 수많은 환자들을 통해서 여기까지 온 것 같다. 통증 감소와 항암제 부작용 관리, 비타민 치료, 거슨요법, 고압산소치료, 면역치료, 고주파 온열치료 등등….

암 치료의 정답은 없다. 다만 결과와 그에 따른 책임만이 있을 뿐이다. 필자는 이 책을 써 나가면서 필자가 배워온 것과 임상 경험을 토대로 해서 한 줄 한 줄 적어나갔다. 이 책이 오늘도 암과의 전쟁에서 하루하루 투병생활 하는 모든 환자분들에게 조금이라도 도움이 되었으면 하는 작은 바람을 가져본다.

2013년 11월
떨어지는 낙엽을 아쉬워하며…

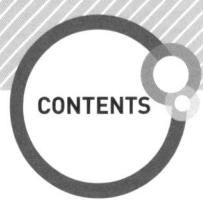

책을 펴내면서 • 4

CHAPTER _ 1
암, 정체를 바로 알자

01 | 암에 걸리는 것은 운명일까? • 12
02 | 원발암을 주목하자 • 15
03 | 0기 암에서 4기 암까지 • 17
04 | 악성종양의 90%는 '암종' • 21
05 | 암을 일으키는 유발요인 꼭 알아두자! • 24
06 | 수술에서 온열암 치료법까지~ 암 완치를 위한 방법들 • 26
07 | 사망 원인 1위 암… 예방만이 살 길이다! • 30

CHAPTER _ 2
암세포, 베일을 벗겨보자

01 | 암세포와 친구처럼~ 가능할까? • 34
02 | 자연치유에 거는 기대 • 37
03 | 꼼짝 못하는 암으로~ 저항능력을 높이자! • 40
04 | 제대로 알면 암, 두렵지 않다! • 44
05 | 유전자 변이도 막는 영양소의 '힘' • 46

CHAPTER _ 3
암 예방, 가능할까?

01 | 암, 예방이 최선이다 • 50
02 | 산화스트레스는 최대한 낮게~ • 56

CHAPTER _ 4
혈액검사를 보면 내 몸속이 보인다

01 | 일반 혈액검사로 알 수 있는 사실들 • 60
02 | 암 수치(종양 표지자)로 알 수 있는 사실들 • 64

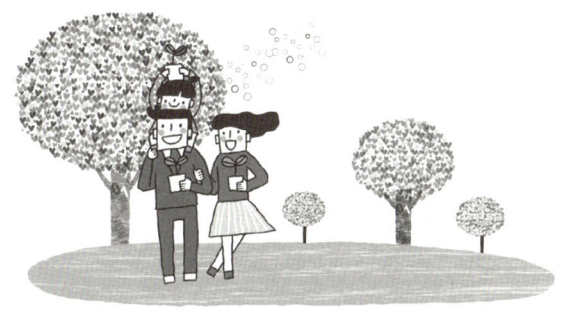

CHAPTER _ 5

요즘 인기~ 고주파 온열암 치료가 궁금할 때…

01 | 고주파 온열암 치료는 항암치료 · 면역치료 • 68
02 | 고주파 온열암 치료 원리에서 특성까지~ • 70
03 | 고주파 온열암 치료의 중요한 효과 2가지 • 76
04 | 고주파 온열암 치료 효과 높이려면… • 80
05 | 고주파 온열암 치료 방법 6가지 • 85
06 | 고주파 온열암 치료 임상으로 밝혀진 현재의 사실들 • 89
07 | 고주파 온열암 치료로 효과 본 임상 사례들 • 94

CHAPTER _ 6

암 치료의 희망 '메가 비타민요법'이 궁금할 때…

01 | 소리 없이 인기~ 메가 비타민 치료란? • 100
02 | 알면 알수록 놀라운 비타민 C의 작용기전 • 103
03 | 메가 비타민 치료는 이렇게~ • 107
04 | 메가 비타민요법의 놀라운 임상 사례들 • 110

CHAPTER _ 7
꿈의 암 치료법 '면역치료'가 궁금할 때…

01 | 내 몸 안의 의사 면역치료란? • 124
02 | 면역치료① NK세포 면역치료의 항암 효과 • 127
03 | 면역치료② 자닥신의 항암 효과 • 137
04 | 면역치료③ 미슬토의 항암 효과 • 139

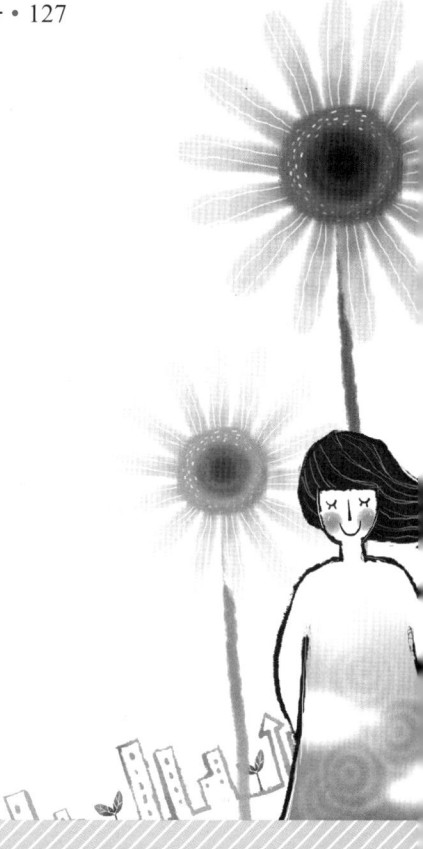

건물이 돌로 지어지듯이, 과학은 사실들로 이루어진다.
그러나 돌을 쌓아놓는다고 해서 집이 되는 것이 아니듯이,
사실들을 모으기만 한다고 과학이 되는 것은 아니다.

-포엥카레-

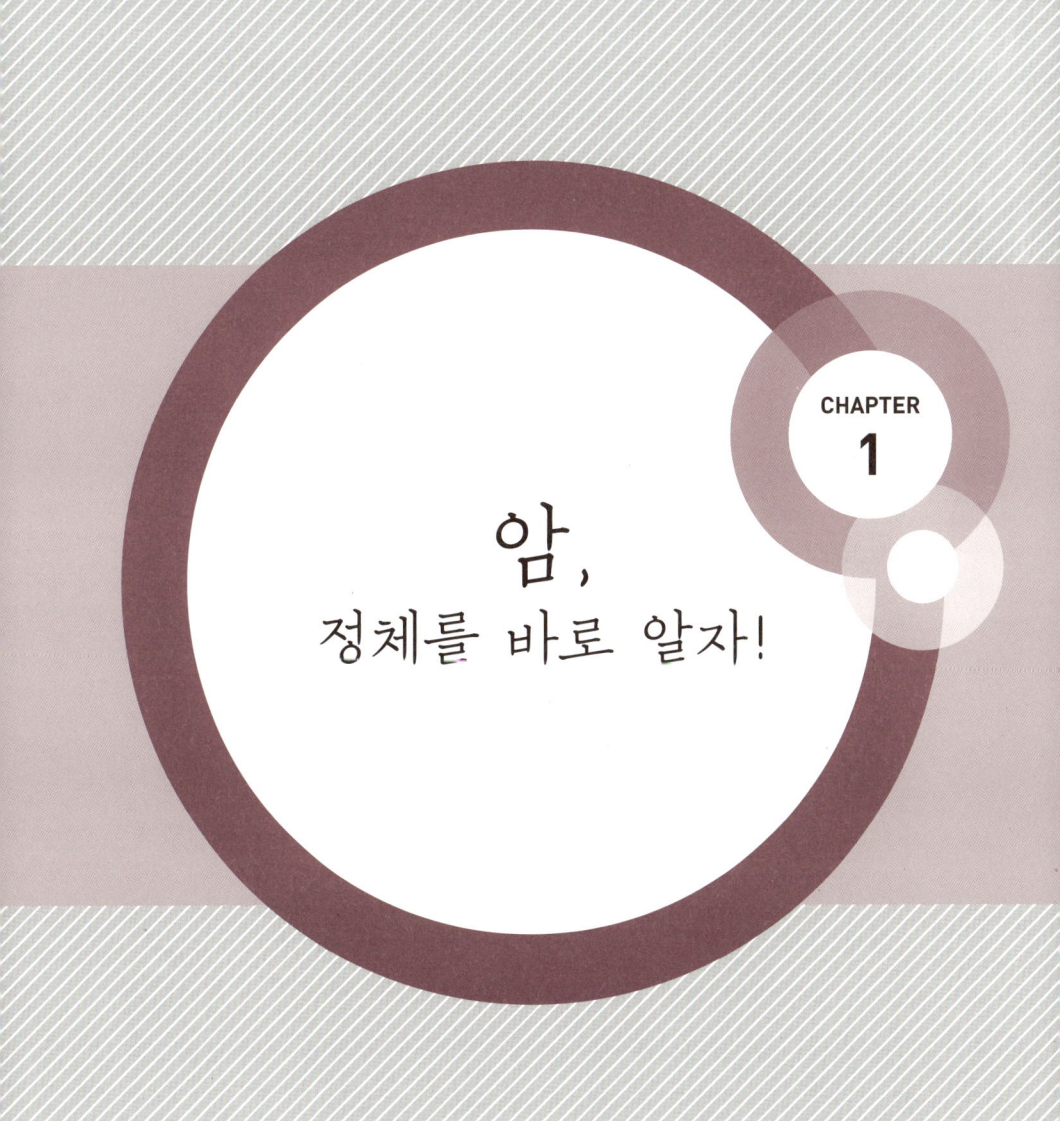

CHAPTER 1

암,
정체를 바로 알자!

01 암에 걸리는 것은 운명일까?

암(cancer)이란 용어는 "비정상적인 세포들이 통제할 수 없을 정도로 증가되는 상태"를 말한다. 이러한 암은 이미 기원전 400년경 히포크라테스 시절부터 기술되어 오고 있다. 그렇다면 과연 암에 걸리는 것은 운명일까?

결론부터 이야기 하자면 그렇지 않다. 유전적인 요인이 있어도 주변 환경, 식생활 등 암 유발을 촉발하는 인자가 방아쇠 역할을 할 때 비로소 암에 걸린다. 결국 생활습관적인 만성질병과 같이 '내가 만든 질환'일 수도 있다는 것이다.

실제로 과거에 비해 암 환자 수가 기하급수적으로 늘어가고 있다. 그것은 유전자의 차이가 아니라 환경과 식생활에서 오는 차이이기 때문일 것이다. 같은 과일과 채소라 하더라도 토양에 따라 영양소의 함유 정도와 중금속 노출 정도에 큰 차이를 보인다.

따라서 우리는 가급적 비타민과 미네랄 성분이 풍부하고, 오염이나 중금속 노출이 없는 음식을 섭취해야 한다. 그렇지 않고 토양이 좋지 않은 환경에서 자라 비타민과 미네랄 함량이 부족하고, 중금속에 노출된 과일과 채소를 먹게 되면 우리의 건강은 점점 나빠지고, 암과 같은 심각한 질병에 걸리게 되는 것은 어쩌면 당연한 일일 것이다.

암은 비정상적인 세포가 통제를 벗어나 무제한으로 증식·확산되어 인체에 변화를 주어 생긴다. 암세포의 수가 1억 개 미만일 때는 발견이 어렵지만 그 이상일 때는 진단이 가능해지며, 암세포의 수가 1조 이상일 때는 상당히 진행된 단계로 생각하면 된다. 예를 들면 유방암의 경우 암세포가 두 배로 되는 데는 100일이라는 시간이 걸린다. 그렇다면 1g이 되기 위해서는 30번의 분열이 필요하기 때문에 총 3000일이 필요한 것이다.

결론적으로 지금 암을 진단 받은 사람은 8년 2개월 전부터 암세포가 존재하기 시작한 것으로 생각하면 된다. 그러나 막상 암이 진단된 시기부터는 그 속도가 엄청 빨라지며, 암의 크기도 하루가 다르게 증가한다는 사실을 꼭 기억해야 한다.

〈암의 무게와 세포 수〉

암세포 수	암 무게 (g)	상태
$1 = 10^0$	0.000000001	임상적 진단 불가능
$1{,}000 = 10^3$	0.000001	
$1{,}000{,}000 = 10^6$	0.001	
$1{,}000{,}000{,}000 = 10^9$	1.0	진단 가능
$1{,}000{,}000{,}000{,}000 = 10^{12}$	1,000=1kg	진행된 상태

암세포와 정상세포 차이점 4가지

암세포와 정상세포는 4가지의 큰 차이점이 있다.

첫째는 클론성이다. 이것은 암 조직을 이루는 수많은 암세포들이 하나의 세포로부터 기원하였다는 사실이다.

둘째는 자율성이다. 암세포는 주위 환경의 정상적인 생화학적, 생물학적 영향에 의해 분열 및 증식이 조절되지 않는다는 사실이다.

셋째는 역형성이다. 암 조직은 정상조직에서 볼 수 없는 조화된 세포의 분화를 볼 수 없다는 사실이다.

넷째는 전이성이다. 이것은 암세포가 원발암(primary cancer) 조직으로부터 떨어져서 신체의 다른 부위로 퍼지는 능력을 가졌다는 사실이다. 만약 이 네 번째 특성만 없어도 암으로 인한 사망은 크게 문제가 안 될 것이다.

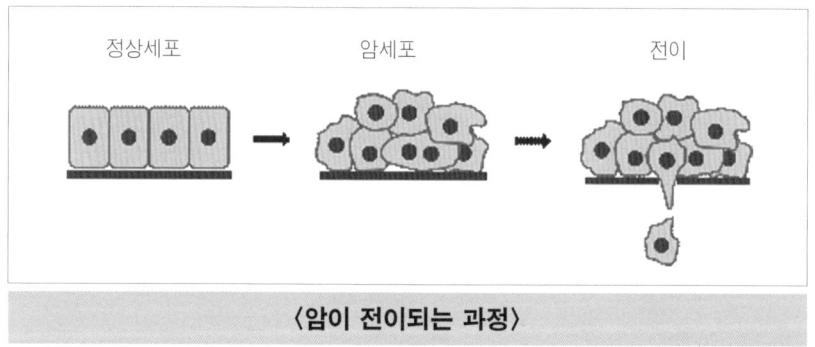

〈암이 전이되는 과정〉

원발암을 주목하자

한 환자가 병원에 내원하여 자신의 병명을 폐암이라고 이야기 하였다. 그러나 그의 병원 자료를 보니 그는 폐암이 아니라 원발암이 간암이고 그것이 폐로 전이가 된 것이었다. 즉 그는 폐에 암이 생겼다고 해서 폐암으로 잘못 오인하고 있었다.

우리는 간에 암이 생기면 간암이고, 폐에 암이 생기면 폐암으로 잘못 생각하는 경우가 더러 있다. 특히 연세 드신 분들은 잘못 알고 있는 경우가 매우 흔하다.

그러나 암세포가 간에서 처음 분화되어야 간암이 되는 것이고, 폐암이 되려면 폐에서 처음 분화가 시작되어야 폐암이라고 말할 수 있다. 처음 시작하는 암을 '원발암(primary cancer)'이라고 하고, 이것은 평생 환자의 이름처럼 따라다니게 된다. 원발암의 종류에 따라 그 사람의 치료방법, 예후가 결정되기 때문이다.

암은 세포의 성장, 분화, 사망의 균형이 변화됨으로써 체내에 비정상적인 종양세포가 축적되어 생기게 된다. 정상세포가 외부자극(바이러스 감염, 니코틴, 타르 등의 유해요소 노출)이나 손상된 세포의 복구 과정 중에 이상세포가 되고, 면역반응이 저하되면 분화과정에 의해 그 수가 증가하여 클론을 형성한다. 이 클론을 형성한 암세포는 주변의 정상조직을 침범하며, 혈액, 림프절을 통해 다른 장기로 전이되는 과정을 밟는다.

※클론이란: 단일세포 또는 개체로부터 무성 증식으로 생긴, 유전적으로 동일한 세포군을 말한다.

03 0기 암에서 4기 암까지…

암환자들이 가장 궁금해 하는 것은 '무슨 암' 인지와 함께 '몇 기 인가' 하는 것이다. 그것은 앞으로의 치료 방법과 치료 결과, 예후를 결정하는 중요한 단서이기 때문이다. 한 인간이 암 환자가 되는 데는 신체에서 암세포가 **전구→발생→전이**라는 세 단계를 거쳐야 하며, 그 시기에 따라 0기에서 4기로 나눈다.

- 0기 암_ 전구 단계로, 암이 육안으로는 식별이 불가능하지만 현미경으로 판단할 때 세포 내에서 변화가 온 단계다. 100% 암으로 발전하는 것은 아니지만 가능성이 높은 단계다.

- 1기_ 암이 발생하는 단계로, 암의 식별은 가능하지만 전이가 되지 않은 국소적인 단계다. 이때는 비정상적인 세포가 암세포로 변화했고, 주위 정상조직을 침범하기 시작한다. 암은 암세포들이

합쳐진 덩어리로 구성되어 있다. 이 세포 덩어리는 빠르게 분화되며, 한 개의 세포가 25번 분화가 일어나면서 3000만 개 이상의 세포가 된다. 한 개라도 죽지 않으면 야구공 크기 정도가 된다.

보통은 이 시기에 증상들이 나타나기 시작하며, 암의 크기도 인식할 정도가 된다. 만약 피부에 암이 있다면 치유되지 않는 궤양으로 나타나고, 유방에 암이 있다면 정상조직과는 다른 덩어리가 잡힐 것이다.

암은 본질적으로 통증을 유발시키지 않고 천천히 주위 조직을 침범하여 간접적으로 진행된다. 그러한 증상은 암의 종류에 따라 다르게 나타난다. 식도암에서는 삼키는 것이 어렵고, 대장암에서는 배변 변화, 위암에서는 소화불량, 전립선암에서는 배뇨 곤란, 췌장암에서는 황달, 후두암에서는 애성, 폐암에서는 기침과 가래 등이 나타날 수 있다.

또한 중요한 세포막이 파괴되면서 출혈이 있을 수 있다. 이들 증상들은 암보다는 다른 병에서 올 가능성이 더 많다. 그러나 암으로부터 발생할 수도 있기 때문에 간과해서는 안 된다.

임상 증상이 확실하든 애매하든 간에 이 시기에 조기 암을 진단해야 치료 성공률이 높다. 새로운 암세포들은 그들이 성장함에 따라 주위 조직으로 뻗어나가게 되는데, 이것은 암세포의 두 가지 중요한 기능 중 하나인 통제되지 않는 성장을 의미한다.

또 다른 기능은 침범이다. 암의 가장자리 세포들은 가장 저항력이 떨어져 있는 조직층과 보호층 사이의 보호막을 제거하고 주위 조직을 침범한다. 반면에 암의 중심부 세포들은 그들의 방법으로 모든 조직을 파괴하고 바깥쪽으로 뻗어나간다. 만약 이러한 암이 정상 보호막(피부, 위벽, 장벽, 방광벽, 기관지벽)으로부터 둘러싸여 있다면 커다란 악성 궤양을 형성하여 보호막을 파괴할 것이다.

- 2기_ 주위 림프절을 침범한 단계로, 림프절로 진행은 되었지만 원발 부위에 암이 국한된 경우를 말한다. 대부분의 조직은 수많은 림프관들과 연결되어 있다. 이들 림프관들은 작은 벽으로 구성된 관으로 체액을 림프절로 이동시켜 여과한다. 예를 들면 하지 림프관들은 서혜부 림프절로 이동하고, 상지와 유방의 림프관들은 액와부 림프절로 이동한다. 서혜부 림프절은 더 깊은 부위의 흉관을 통해서 왼쪽 전초 림프절을 통해 심장으로 들어가고, 액와부 림프절은 각각 오른쪽과 왼쪽 전초 림프절로 이동하여 심장으로 들어가게 되어 있다.

  림프계는 암을 포함한 많은 질환으로부터 몸을 보호하는 중요한 부분이다. 암세포의 파괴적인 능력은 곧 림프관을 통해 전달된다. 암세포가 림프관을 통해 림프액과 함께 림프절에 노날하년 정상적으로 림프절은 암세포를 여과하여 더 이상 퍼져나가는 것을 막는다. 그러나 일부 암세포들은 성공적으로 살아남아 오히려 림프절을 파괴하고, 다음 림프절로 진행하게 된다. 침범된 림프절은 크기가 커져 때로는 이런 징조가 암 진단의 최초 증세로 생각되기도 한다. 예를 들어 유방암 환자의 경우 유방에는 암이 만져지지 않지만 액와부에서는 림프절이 만져지는 경우가 있다.

- 3기_ 주위 조직을 침범한 단계로, 암이 직접 혹은 림프관을 통해 주변 조직을 침범한다.

- 4기_ 다른 장기로 전이된 단계로, 이것은 혈액을 통해 암세포가 우리 몸의 어디든지 침범하고 있다는 것을 말한다. 두꺼운 벽을 가진 혈관들은 림프관에 비해 암세포가 침입하는 데 더 어렵지만 점차 혈관벽을 뚫어 침범한다. 일단 암세포 덩어리가 혈액으로 들어가면 몸의 어느 부위든 적당한 곳에 정착하게 된다. 그곳에서 새로운 둥지를 만들어 암을 형성하는데, 이것을 전이성 암 또는 제2의 암이라고 한다.

04 악성종양의 90%는 '암종'

암은 기원하는 세포에 따라, 그리고 뒤이어 나타나는 양상에 따라 약 200여 종으로 분류된다. 하지만 어떤 세포에서 기원하건, 모든 암은 비정상적인 성장과 침범을 계속하며 그 성향을 끊임없이 다음 세대에 물려준다는 공통점을 가졌기에 한 가지 질병으로 인지해야 한다. 발병원이 어디든, 질병의 양상이나 악성도에 관계없이 결과는 오로지 암이라는 사실이다. 암은 공통된 점이 많지만 발병 연령, 임상 증상, 병의 진행 정도에 따라서 다양한 양상을 보인다.

종양(tumor)은 체내 세포가 자율성을 가지고 과잉으로 발육하는 비정상적인 덩어리를 말한다. 종양은 새로운 성장, 즉 신생물질(neoplasm)과 동의어로 사용된다. 종양 또는 신생물질은 양성(benign)과 악성(malignancy) 모두를 일컫는다. 양성종양(benign tumor)은 주위의 조직으로 침범하지 않고 전이되지 않는, 서서히 성장하는 덩어리다.

몇몇 예외가 있긴 하지만 양성종양은 상대적으로 천천히 자라며 피막으로 주위의 조직과 잘 경계 지어져 있다. 또한 주위에 대한 압박효과를 제외하고는 상대적으로 위험성이 적다. 양성 유방 종양의 경우 크기가 커져 환자로 하여금 불쾌감을 줄 수는 있으나 생명에는 지장을 주지 않는다.

반면 두개강 내 양성종양의 경우는 그 크기가 커짐에 따라 뇌압 상승으로 인한 두통, 구토 등의 증상부터 심각한 신경학적 손상을 가져올 수도 있고, 사망에 이를 수도 있다. 모든 양성종양은 악성으로 변할 가능성이 어느 정도 있기는 하지만 이런 경우는 극히 드물기 때문에 단순한 외과적 절제술이 최선의 치료로 권장되기도 한다.

악성종양 (malignancy tumor)은 멈추지 않고 서서히 자라나면서 주위의 조직에 침투하거나 전이되어 결국은 우리 몸의 전신에 퍼지는 특성을 가지고 있다. 일반적으로 암(cancer)이라 함은 악성종양을 지칭하는 용어이다.

전통적으로 암은 근원세포 형태와 현미경학적 모양에 따라 ▶**암종**(carcinoma) ▶**육종**(sarcoma) ▶**기타**로 크게 분류된다. 하지만 암은 근본적으로 같은 양상 및 특성을 가지기 때문에 위와 같은 분류는 무의미하다. 그럼에도 불구하고 이미 이러한 분류가 관용적으로 많이 쓰이고 있기 때문에 혼란을 막기 위해 간단한 설명이 필요하다.

- **암종**(carcinoma)은 막을 싸고 있는 세포, 즉 피부와 같은 외부를 싸고 있는 외막세포에서 기원하거나, 유방의 분비기관, 소화기관, 호흡기관, 요로 생식기관 등을 싸고 있는 내막세포에서 기인한 악성종양을 일컫는다. 이와 같이 막을 싸고 있는 세포들은 암 유발 물질에 가장 먼저 노출되는 세포들이기 때문에 암종은 전체

악성종양의 약 90% 이상을 차지하고 있다.

선암(adenocarcinoma)이라 함은 선조직에서 기인되어 악성임에도 선조직과 유사한 형태를 이루고 있는 암을 말한다. 반면 비정형적 선암은 어떤 조직의 모습을 이루기 이전의 원시적 형태를 띠고 있는 악성종양을 일컫는다. 암종 중에서도 편평상피세포암(squamous carcinoma)은 가장 흔한 종류이며, 피부, 식도 또는 다른 막을 싸고 있는 조직에서 기원된다. 원래 세포의 현미경학적 특징을 많이 가지고 있으며 중등도의 악성도를 가진다.

- **육종(sarcoma)**은 우리 몸을 지지하는 조직인 골격계(골육종), 연골(연골육종), 근육(근육종), 섬유조직(섬유육종), 지방(지방 육종)에서 기원된 암이다. 육종은 전체 암의 5% 미만을 차지하고 있다.

- **그 외 기타로** 분류되는 암들은 차지하는 비율이 매우 낮지만 매우 특별화된 조직의 세포에서 기원되는 경우다. 피부나 다른 조직에서 기원하는 악성 흑색종, 망상 내피계에서 기원되는 림프종, 뇌나 중추신경계에서 기원하는 신성교종이나 뇌수막종 등이 그 예다.

05. 암을 일으키는 유발요인 꼭 알아두자!

암을 일으키는 원인은 정확히 알려져 있지 않으나 내적 요인과 외적 요인으로 구분하면 다음과 같다.

내적 요인	외적 요인
유전인자, 면역적인 요인	화학물질(담배, 대기오염, 약물, 식이, 직업적으로 노출되는 발암물질), 방사선, 자외선, 발암물질, 바이러스

내적 요인 중 하나로 유전인자가 암 발생에 중요한 역할을 하고 있다. 암 유전자의 발현은 정상적인 세포주기에 필요한 여러 신호 전달 체계에 이상이 일어나 암이 발생하거나 억제 유전자의 이상으로 암 유전자가 억제되지 못하고 활동하는 경우 암이 발생하는 것으로 생각하고 있다.

실제로 일부 암에서는 유전자의 돌연변이가 일어날 경우 암이 유발되는 것으로 밝혀졌다. 암이 많이 생긴 가족은 암 유전자를 공유하고 있는 것으로 알려져 있다. 정상적으로 우리 몸에 존재하고 있는 유전자들이 없어지거나 돌연변이를 일으켜 비정상적으로 작동할 때 그것을 '암 유전자'라고 한다.

외적 요인 중 하나인 화학물질에는 직업적으로 노출되는 발암물질(벤조피렌, 아플라톡신, 비소, 석면)이나 흡연, 대기오염, 약물, 식이 등이 포함된다. 이 중 흡연은 가장 중요한 암의 위험요인으로 흡연 단독으로, 혹은 음주와 복합작용으로 암을 일으킨다. 흡연은 특히 폐암 발생의 위험요인으로 알려져 있는데 흡연을 하는 사람은 비흡연자보다 폐암 발생 위험이 약 10배 정도 높다고 한다.

흡연은 폐암 외에도 구강암, 인후암, 후두암, 식도암, 신장암, 방광암, 췌장암의 발생과도 매우 높은 연관성이 있는 것으로 알려져 있다. 따라서 암에 가장 효과적인 예방은 금연이다.

술은 흡연이 식도암이나 인후암, 후두암을 일으키는 데 보조적인 역할을 하며 과음집단에서 흔히 발생하는 암으로는 간암, 구강암, 폐암, 후두암, 식도암, 위암, 대장암, 직장암, 유방암 등을 들 수 있다.

암의 약 3% 정도는 방사선 노출에 의해 유발되는 것으로 알려져 있다. 이 같은 사실은 히로시마 원폭 투여 지역과 체르노빌 원자력발전소 사고 지역에 있었던 많은 사람들이 백혈병 등 기타 많은 암에 이환되었다는 것으로 알 수 있다. 자외선에 노출되었을 때는 흑색종과 같은 피부암 발생률이 높다.

06 수술에서 온열암 치료법까지~ 암 완치를 위한 **방법들**

암 치료의 주요 목적은 두 가지로 나눈다. 하나는 암으로 인한 구조적, 기능적 손상을 회복시킴으로써 환자를 치유하는 것이다. 다른 하나는 치유가 불가능한 경우로 더 이상의 암 진행을 막고 증상을 완화시킴으로써 수명을 연장하고, 삶의 질을 높이는 것이다.

암 치료 방법에는 수술, 항암제 치료, 방사선 치료, 호르몬 치료, 면역 치료, 유전자 치료 등이 있다. 그리고 최근에 제시되는 치료 중 하나가 바로 온열암 치료법이다.

- **수술** | 암 조직을 제거하여 치료율을 높일 수 있는 가장 좋은 방법이다. 그러나 이 치료는 대부분 초기 암 환자에게 할 수 있다. 암의 종류와 크기, 부위에 따라 수술 방법과 정도에 차이는 있다. 환자에 따라서는 수술 후 일부 신체 부위의 소실(유방 절제, 인공 항문)로 인해 심각한 상실감에 빠질 수 있다. 그 순간에는 본인 스스로

수치심과 자존심의 손상으로 인해 힘들고 상처를 받을 수 있지만 시간이 지나면 대부분 극복할 수 있다.

- **항암제 치료** | 약물에 의해 암세포에 손상을 주어 암이 자라지 못하게 하거나 죽이는 것을 말한다. 암의 종류에 따라, 또 약물의 반응 가능성의 정도에 따라 항암제의 종류, 치료 기간과 약물 투여 방법이 다르다. 그리고 사용하는 항암제와 사람에 따라 부작용의 정도와 종류도 다르다.

  일반적으로 약물의 부작용은 일시적이며, 예방이 가능하지만 부작용이 생긴다 하더라도 대부분은 치료가 가능하다.

  그러나 일부 부작용은 아주 드물지만 한 번 나타나면 없어지지 않거나 그로 인해 목숨을 잃게 되는 경우도 있다. 일부 환자들은 부작용이 심해야 효과가 좋다고 생각하는데, 실제로 약물의 부작용과 치료 반응과는 별개이다.

- **방사선 치료** | 높은 에너지의 방사선을 종양에 쪼임으로써 암을 죽이는 것을 말한다. 암의 종류와 방사선의 반응 정도에 따라 치료 기간과 방사선량이 다르다. 일반적으로 부작용의 빈도는 적은 편이며, 치료 과정 중에 생기는 것보다 치료가 끝난 후 수개월에서 수년 후에 생기는 경우가 많다. 최근에는 기존의 방사선 치료보다 효과가 좋고 부작용이 적은 토모치료나 양성자치료 등이 개발되어 암 환자들을 치료하고 있다.

- **호르몬 치료** | 우리 몸에서 생성되는 호르몬에 의하여 성장하는 암을 치료하는 방법으로 약물을 사용하여 호르몬의 생산을 막거나 직접 호르몬 생성 기관을 수술적 방법으로 제거하는 치료 방법이다. 일부 암(유방암, 전립선암 등)은 호르몬에 의존하여 성장하므

로 호르몬 치료에 민감하게 반응한다.

그 외 호르몬 치료를 하는 경우는 수술이나 다른 원인에 의해 호르몬을 생산하는 장기가 손상을 받았을 때다. 예를 들어 갑상선 암 수술 후 갑상선 기능 저하증을 치료하기 위해 갑상선호르몬을 주거나 난소암 수술 후 폐경기 증후군을 예방하기 위해 에스트로겐을 주는 것이다.

- **면역 치료** | 우리 몸의 면역 기능을 상승시켜 암을 치료하는 방법으로 약 20여 년 전부터 확대되기 시작했다. 인터페론, 인터루킨 등을 이용한 면역 치료가 일부 암에서 효과가 있는 것으로 밝혀졌으나 면역 치료 단독으로 암을 치료할 때 효과가 있는지에 대해서는 아직 논란의 여지가 많다. 대체요법에서 주장하는 면역 증강의 효과는 대부분 비특이 면역 능력의 증강으로 면역 치료에서 얻는 특이 면역 기능의 증강과는 차이가 있다.
- **유전자 치료** | 암 치료의 마지막 희망으로 일컬어지는 방법이지만 기대한 만큼 좋은 임상 연구 결과를 보이지는 못하고 있다.
- **온열암 치료** | 암세포에 특정적으로 42℃ 이상의 열을 올려 암을 직접 죽이는 방법으로 그동안의 시행착오를 거쳐 제4의 암 치료법으로 인정받고 있다. 또한 이 치료는 항암제와 방사선 치료의 효과를 높임으로써 이들 치료법과 병행해서 많이 사용하고 있다. 온열암 치료 효능의 결과는 열 용량과 조사되는 부위에 따라 다르게 나타난다.

암의 치료는 진단된 암의 종류, 진행 상태(병기), 환자의 전신 상태 등에 따라 결정되는데 다른 질환의 치료에 비해 치료 방법이 다양하고 복잡하며 부작용이 생길 가능성이 높다. 따라서 치료법의 특징과 장·단점을 충분히 이해하는 것이 중요하다. 지금도 치료의 효과를 최대화하며 부작용을 최소화하고 환자 삶의 질을 높일 수 있는 치료법들이 계속 연구 중에 있다.

07 사망 원인 1위…암 예방만이 살길이다!

전세계에서 매년 약 1000만 명 정도의 새로운 암 환자가 발생하고 있으며, 650만 명이 암으로 사망한다. 우리나라에서도 매년 약 20만 명이 새로 암에 걸리며, 7만 명이 암으로 목숨을 잃는다. 이미 암은 국민 사망 원인 중 1위로 올라선 지 오래고, 향후에도 이런 추세는 지속될 것으로 예측되며 우리에게 가장 위협적인 질환으로 의심의 여지가 없다.

우리나라의 암 발생은 2010년 연평균 20만 2053명이며, 그 중 남자가 10만 3014명, 여자가 9만 9039명으로 1.04대 1의 비율로 남자가 우위를 보였다.

남자의 경우 가장 많이 발생한 암은 위암으로 전체의 19.6%를 차지하였으며, 뒤를 이어 대장암(15.2%), 폐암(14.2%), 간암(11.5%), 전립선암(7.6%)의 순이었다.

여자의 경우 가장 많이 발생한 암은 남자와는 달리 갑상선암으로 전체의 30.1%를 차지하였으며, 뒤를 이어 유방암(14.3%), 대장암(10.3%), 위암(10.0%), 폐암(6.1%)의 순이었다.

우리나라 사망 사인 중 2010년에 암으로 사망한 사람은 총 7만 1579명으로 전체 사망자의 27.8%가 암으로 사망하고 있다. 사망자 중 가장 높은 비율을 차지하는 암은 폐암으로 전체 사망자의 22.2% 인 1만 5867명이었으며, 다음으로는 간암(15.3%), 위암(13.6%), 대장암(10.8%), 췌장암(6.1%)의 순으로 나타났다.

이렇듯 암 환자수가 매년 증가하고 사망원인 1위를 차지하는 등 국민 건강을 위협하는 주요 원인으로 대두되고 있다. 그동안 국가 차원에서 암 정복 10개년 계획 추진을 실시하고 있으며, 암 지원 사업은 지속적으로 늘어나고 있는 추세다.

그러나 신약이나 새로운 치료법들은 건강보험 등의 재정적 지원 미비로 가계에 큰 부담이 되고 있다. 이러한 현실에서 가장 좋은 치료 방법은 예방과 재발 방지를 해주는 일이다.

순위	남자들이 잘 걸리는 암	여자들이 잘 걸리는 암
1	위암(19.6%)	갑상선암(30.1%)
2	대장암(15.2%)	유방암(14.3%)
3	폐암(14.2%)	대장암(10.3%)
4	간암(11.5%)	위암(10.0%)
5	전립선암(7.6%)	폐암(6.1%)

(2010년 심평원)

음식, 수면, 운동 시간에 아무 것도 생각하지 않고 쾌활한 것은
가장 좋은 장수법의 한 가지이다.

-F. 베이컨-

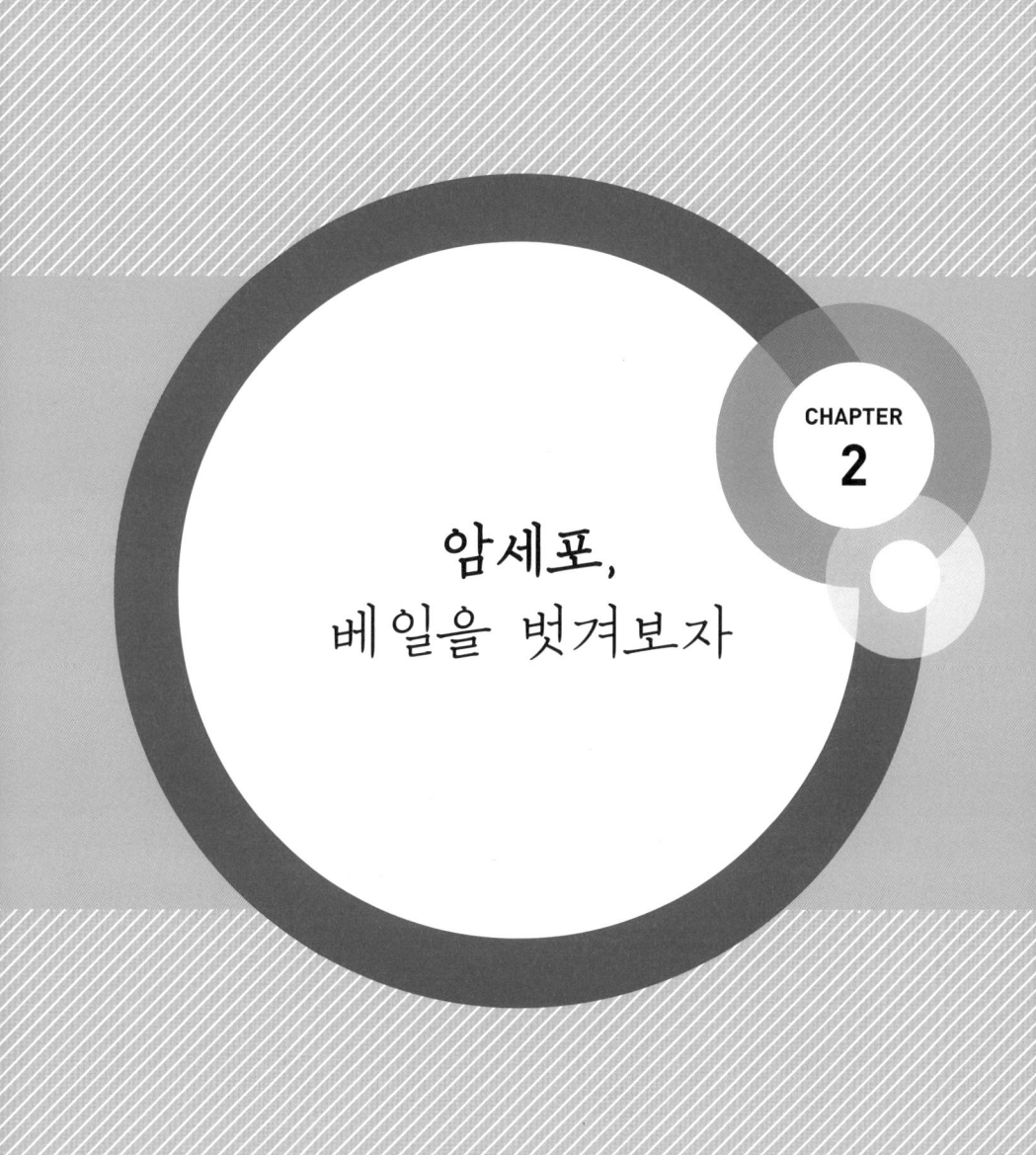

CHAPTER 2

암세포,
베일을 벗겨보자

01 암세포와 친구처럼~ 가능할까?

암세포의 두 가지 기본 특성으로 ▶자가 증식과 ▶침습성을 들 수 있다. 따라서 기존의 모든 항암치료는 세포가 증식하는 면에 초점을 맞춰 비정상적으로 늘어나는 암세포를 모두 파괴하면 환자가 암으로부터 치유된다는 것에 치료의 기본 원칙을 두었다.

태우거나, 잘라내거나, 독을 주입하는 등의 어떠한 방법을 동원해서라도 암세포들을 없애고, 완치를 희망했으나 이러한 치료법은 암환자의 1/3에서만 성공적이었다. 나머지 2/3에서는 이러한 치료 방법이 듣지 않았다. 또한 암 진행을 느리게 하기 위해 다양한 방법을 시도해 보았지만 결국에는 사망에 이르렀을 뿐이었다.

1/3만이 나았다는 것은 치료 성적으로서 매우 불량한 편이며, 앞으로 가야 할 길 또한 멀고도 험할 것으로 보여진다. 환자의 2/3는 암세포가 이미 의사가 도와줄 수 있는 범위를 넘어섰거나 혹은 항암제 치료에 반응을 보일 정도로 세포가 빨리 증식하지 않았기 때문에 도움

을 받지 못하는 것이다.

암의 다른 주요 특징에 중점을 두는 대안적 전략이 있다. 이것은 침습성에 주안을 두는 것이다. 암세포는 조직을 파괴하여 자라나며, 표면에 궤양을 만들기도 하고, 림프와 혈액순환계를 통해 어디든지 퍼져나간다. 이러한 침습성을 막을 수 있다면 암세포의 위험성을 제거할 수 있다. 침습성은 암세포만의 특성이기 때문에 이것은 치료를 위한 특정 지표가 될 수 있다.

만일 우리가 암세포의 무장을 해제하여 비침습적인 세포로 만들 수 있다면 어떻게 될까? 우선 이 치료는 환자의 상태에 상관없이 모든 암 환자에게 적용이 가능하다. 이 치료 방법은 파괴적이고 침습적으로 전이하는 암을 비침습적인 양성종양으로 바꾸는 것이다. 즉 일종의 휴전 양상으로 환자는 암과 같이 공존하게 된다. 실제 일부 암 환자들은 치료를 받지 않았음에도 불구하고 암이 더 이상 진행하지 않는다.

우리가 암의 침습성을 제어하기 위해서는 침습성의 기전을 알 필요가 있다. 암세포들은 지속적으로 진로에 방해가 되는 장벽을 뚫기 위한 다양한 효소들을 생산하여 분비한다. 암의 성장을 막기 위해서는 침습성을 제어해야 한다. 정상조직과 암세포 모두는 모세혈관 벽과 기저물질을 통한 확산에 의해 영양분을 공급받는다. 암세포에서 분비되는 효소에 의해 기저물질이 없어지면 확산 과정은 매우 촉진되며, 이것이 암세포가 가능한 영양공급을 빠르게 차지하는 이유다.

그러므로 우리가 암의 침습성을 막을 수 있다면 암으로 가는 영양공급의 길도 막는 것이 된다. 더욱이 매우 빨리 자라는 많은 종양들은 확산의 한계에서도 벗어나므로 확산의 길을 끊는다면 많은 암세포들이 기아와 사망에 이르게 될 것이다.

종양이 작다면 완치가 쉽겠지만, 큰 종양을 일시에 없앤다면 죽은 종양조직의 부산물로 인해 체내의 대사가 교란될 것이다. 이 경우 암의 완치는 환자의 사망을 유도할 수도 있다. 그러나 이 경우는 암이 극적으로 빨리 자라는 드문 상황에서 일어날 것으로 추측된다.

일반적으로 말하여 더 이상의 침습성을 막는다면 종양의 성장 속도를 크게 낮출 수 있으며, 암 치료의 획기적인 발전을 가져올 수 있다. 침습성을 제어한다면 암세포로 발전할 가능성을 가진 세포의 증식도 막을 수 있다.

그렇다면 어떻게 이것을 제어할 수 있을까? 하나의 방법은 기저물질을 암세포가 분비하는 효소에 대해 방어하도록 만드는 것이다. 국소적 방사선 조사나 체내에 다양한 호르몬을 투입하는 것이 그 방법이다.

사람의 암을 치료하는 데 유용한 많은 호르몬(에스트로겐, 안드로겐, 타이록신, 코티손)이 기저물질의 저항성을 높이는 성질을 가지고 있다는 사실은 놀랍다. 최대 관심은 생체의 피드백 기전에 맞춰져 있고, 이 기전이 암을 어떻게 잘 조절하느냐가 문제이다. 이것이 앞으로 우리가 풀어가야 할 숙제인지도 모른다.

02 자연 치유에 거는 기대

때로 암에 걸려 고생하던 환자가 명확한 이유 없이 좋아지는 경우가 있다. 질환이 약화된 경우는 '자연 소강(小康)'이라 부르고, 만일 질환이 사라진 경우라면 '자연 치유(治癒)'라고 말한다. 그러나 소강이나 치유는 저절로 온 것이 아니다. 거기에는 환자의 면역체계가 증강되었거나 아니면 식이를 변화시켰다거나 하는 이유가 있기 마련이다.

암의 자연 치유가 보고된 예는 매우 적지만 실제로 많이 존재한다. 자연 치유는 암의 조기뿐만 아니라 말기 상태에서도 일어난다. 자연 치유가 일어난다는 사실은 인간 신체 내에 많은 악성종양을 이길 수 있는 자기 보호 기전이 존재한다는 믿음을 가지게 한다.

예를 들어 자궁경부암 검사를 해보면, 여성의 15%에서 '양성' 결과(세포가 악성의 증후를 나타내는 것)를 경험하게 된다. 그러나 실제 자궁경부암으로 사망하는 경우는 0.37%에 불과하다. 이것은 자궁경부암이 우리가 생각하는 것보다 훨씬 흔한 질병이지만, 40명 중 39명은 암을 제어한다는 사실을 알려준다.

또한 부검을 철저히 하는 유럽의 병원에서 알려진 사실은 암의 발생률이 상당히 높으며, 이 암의 존재는 생전에 알려진 적이 없다는 것이다. 어떤 암은 발견된 경우보다 발견되지 않은 경우가 더 많다. 예를 들면, 갑상선암과 췌장암은 실제 암을 발견한 경우보다 부검에서 별견하는 수가 30-40배가 더 많다. 또한 전립선암으로 사망하는 남성은 2%에 불과하지만, 75세가 넘으면 2명에 1명꼴로 존재한다.

살아 있을 때 문제를 일으키지 않는 듯 보이는 이 암들의 정체는 무엇일까? 종양들은 대부분 작은 크기이지만 현미경으로 조사해 보면 분명히 증식하는 침습성 암의 특징을 가지고 있다. 암이란 우리가 인식하는 것보다 훨씬 흔하고, 제어를 벗어난 경우가 아니라면 보통 생각하듯이 그렇게 나쁜 병도 아닌 것이다. 대부분의 암은 신체의 감시를 벗어나지 않으며, 어느 기간 증식하다가 줄어들고 사라지며, 가끔씩 제어를 벗어난 경우만 자라나 암이 되는 것이다.

자연 치유는 과거에 우리가 알고 있는 것보다 훨씬 더 중요한 역할을 한다. 많은 외과의사가 기술적 이유로 완전하게 암을 제거하지 못한 경우가 더러 있다. 이 경우 대부분은 암이 전이되거나 퍼져서 죽지만 일부 환자들은 여전히 잘 살고 있으며 몇 년 후에도 좋은 건강을 유지하는 것을 볼 수 있다. 치료 환경에서 의사만이 유일한 요인은 아니고, 우리의 노력을 뒷받침해주는 자연의 역할이 때에 따라서는 큰 역할을 하고 있다.

주 종양을 제거하고 난 후에 전이를 알고 있거나 강하게 의심될 때가 있다. 이때 우리는 면역계나 자연 저항력에 의지하여 남은 암세포들이 파괴되기를 기대한다. 신장암이 폐로 전이된 몇몇 환자에서 이 경우가 잘 드러난다. 신장이 제거되면 폐 전이가 줄어들어서 마침내 완전히 없어지는 경우가 있다. 이 경우는 매우 드물기는 하지만 분명히 주목할 만하다.

자연 치유를 이야기할 때 사람들은 희망이 없는 말기암 환자가 치료를 전혀 받지 않았는데도 갑자기 좋아져서 마침내는 건강해진 경우를 떠올린다. 하지만 이렇게 기적에 가까운 경우는 사실 극히 드물다. 이 경우 모든 환자들이 이럴 수 있다는 가정 아래 현대의학 치료를 포기하고 산에 들어가거나 요양원에 들어가는 경우가 많이 있다. 이것은 정말 잘못된 것이며, 이로 인해 많은 환자들이 후회를 하게 된다.

자연 치유는 우리에게 의사의 치료만이 전능은 아니라는 사실과, 모든 사람이 가지고 있는 암에 대한 자가 치유 능력을 가르쳐 준다. 비록 이러한 능력이 모든 환자에게 효과적이 아니라는 사실은 무척 안타까운 일이지만, 이러한 기전을 너욱너 잘 발휘할 수 있도록 하는 것이 암 치료 연구의 목표가 되어야 할 것이다.

03 꼼짝 못하는 암으로~ 저항 능력을 높이자!

암의 성장 속도는 환자마다 다르다. 어떤 환자들의 경우는 보다 빨리 자라지만, 어떤 환자들은 암에 보다 강력하게 저항하는 것 같다. 아마도 그것은 두 가지 요인에서 기인할 것이다. 하나는 암의 공격성이고, 다른 하나는 우리 몸의 저항성이다. 저마다 다른 암의 공격성에 대해 우리가 잘 알지 못하더라도, 질병에 대한 환자들의 저항성을 높여준다면 암의 치료나 유지에 도움이 될 것이다. 그러나 암에 대한 저항력을 높이는 요인의 대부분은 잘 알려져 있지 않지만, 이미 소개된 몇몇 유용한 요인들을 소개하자면 다음과 같다.

첫째, 연령이다. 아동기와 사춘기의 암은 성인이나 중년기의 암이 자라는 속도에 비해 빨리 자라는 경향이 있다.

둘째, 전신 상태가 기여하는 바다. 이것은 정의하기가 다소 어렵다. 일례로 암과 함께 심부전을 가진 환자는 심장 상태가 건강한 암 환자보다 빨리 사망한다. 환자들에게는 개인차가 존재하기 때문에 병의 상태가 동일하고 똑같은 치료를 받은 두 명의 환자가 있다고 해도 한 사람은 수개월 안에 죽는 반면 다른 한 사람은 완치되었다고 할 정도로 오래 살 수도 있다.

셋째, 가족력이다. 실험동물에서 보면 암이 발생하는 비율이 매우 높은 종이 있다. 암은 이런 종에서 어떤 명백한 외부 요인 없이 자연히 생긴다. 마찬가지로 비슷한 유전적 요인이 인간에게 적용될 수 있다. 그래서 가족력에서 유방암이 있는 여성은 다른 여성보다 유방암이 생길 확률이 높을 뿐 아니라 보다 젊은 연령에 생기는 경향이 있다.

암에 대한 저항력과 관련하여 주목할 것은 '피낭(被囊)' 현상이다. 이것은 치밀한 섬유조직의 그물망으로 암 조직을 둘러싸서 암 주위에 벽을 만드는 것이다. 이 현상은 매우 다양한 범위를 보이는데, 매우 빨리 자라는 암에서는 미처 만들어질 새가 없는 반면 천천히 자라는 암은 고밀노의 섬유소식에 둘러싸여 경화되고 위축된 종양으로 남는다.

그 기전으로 공격성이 커서 저항력을 무너뜨리는 것이 어떤 암인지, 아니면 모든 암의 공격성이 같은데 이 중 어떤 암이 저항력에 의해 갇히는지는 불분명하다. 어느 쪽이든 간에 신체 안에서 일어나는 이 반응은 신체 어디서든지 일어날 수 있다. 섬유화의 양은 원발암 주위와 전이암 주위가 같다. 그러나 저항력이 강하고 성공적이면 암은 거의 위축되어 전이를 일으킬 수 없다.

면역계에는 순찰하는 경찰관과 같은 역할을 하는 림프구가 있고, 또한 탐식작용을 하는 대식세포가 있다. 현미경에서 보았을 때 종양 주위에 나타나는 림프구 침윤의 정도와 공격적인 림프구의 수는 예후와 관련된 것으로 알려져 왔다. 아주 공격적인 암의 경우, 주위에 림프구가 없거나 매우 적다. 반면 천천히 자라는 암의 주위에는 림프구가 매우 풍부하여 현미경 시야를 대부분 채울 정도이다.

대부분의 전문가들은 림프구의 반응이 좋을 경우 환자의 저항력이 높다는 데 동의한다. **림프구의 반응이 좋으면 암의 성장을 느리게 할 뿐 아니라 환자의 예후가 훨씬 좋아졌다는 것을 의미한다.** 좋은 림프구의 반응은 지역 림프절에서도 관찰된다. 암에 침범된 부위의 림프절은 돌아다니는 종양세포를 파괴하고 걸러낸다고 믿고 있다. 항암제 치료가 효과적이라는 사실은 의심할 여지가 없지만 모든 림프구에 손상을 준다는 것은 애석한 일이다.

신체는 암의 침습적 성장에 대해 국소적인 강력한 방어 반응을 가지고 있다. 여기에는 면역계가 관여한다. 아직 항암 면역치료가 기대에 못 미치기는 하지만 면역계가 작동하면 암의 성장을 어느 정도 막을 수 있다. 면역글로불린이라는 거대 단백물질을 고려하면 이들에게 암세포를 식별하고 파괴시키도록 하는 프로그램을 새겨 넣는 방법을 생각해 볼 수 있다.

개인의 면역 능력을 측정하는 데는 다양한 방법이 있다. 예를 들어 새로운 림프구를 생성하는 능력이나 대식세포의 탐식능력, 특이한 면역글로불린 생성능력 그리고 보체계의 구성 성분의 힘 등을 측정하는 것이다. 이러한 측정이 암 환자에게서 이루어진다면 아마도 대부분 환자의 면역 능력이 심하게 떨어져 있음을 발견할 수 있을 것이다. 이러한 면역 능력을 정상 수준까지 끌어올릴 수 있다면 질환을 제어하는 데 분명히 도움이 될 것이다.

또 하나의 전신적 요인은 호르몬이다. 호르몬이 작용할 수 있는 조직을 가진 암에서의 호르몬 치료는 중요한 가치를 지닌다고 우리는 믿는다. 소변에서 나오는 다양한 호르몬들의 부산물을 분석해 보면 개인들은 다양한 스테로이드 환경을 갖는다. 여기에는 좋은 스테로이드 환경이 있는가 하면 나쁜 스테로이드 환경이 있는데, 암에 대해 저항하는 데는 좋은 스테로이드 환경이 훨씬 유리하다.

04 제대로 알면 암, 두렵지 않다!

항암제가 개발되기 전인 1920년대 초에 시엘드 와렌(Shields Warren) 박사는 암세포는 우리 몸의 영양소를 고갈시켜 우리 몸을 해친다고 추측하였다. 이것은 과학자들에게 많은 관심을 가지게 하여 수십 년 동안 연구를 하는 골간이 되었다.

워구그(Wargurg)와 코리스(Coris)는 암에 의해서 유도되는 대사성 이상을 조사하는 동안 탄수화물 대사를 발견하여 노벨상을 수상하였다. 수십 년 후 워터하우스(Waterhouse)와 동료들은 암 환자에서 탄수화물 대사의 이상을 밝혀냈다. 또한 1950년대에 페닝거(Fenninger)와 미들러(Midler)는 암에서 우리 몸으로 단백질이 이동하는 네트를 발견하여 '니트로겐 트렙(nitrogen trap)'이라는 이론을 정립하였다.

1980년대에 많은 과학자들은 동위원소를 이용하여 암 환자에서 당 생성이 증가하고, 단백질과 지방이 파괴되는 것을 증명하였다. 1980-90년대에 종양 괴사인자와 사이토카인의 발견은 암 환자의 대사성 변화를 설명하게 되었고, 영양학적 변화가 암에 대한 면역반응의 부분이라는 개념을 가지게 되었다.

사이토카인은 중추신경계에서 분비되는 것으로 많은 암 환자에서 식욕부진과 관련이 있다. 더욱이 사이토카인은 특수 상황에서는 종양의 성장을 자극하는 것으로 보고되고 있다.

최근에는 암세포를 자극하는 초기 대사성 반응으로서 호기성 당 분해 증가, 크렙 사이클 증가, 특수한 당 분해 효소 증가가 나타난다. 이들 대사성 변화는 모두 특수한 유전자(c-myc 종양 유전자/ HIF-1)의 발현에 기초를 두어 암세포 성장을 촉진하고 암세포가 죽는 것을 막는다.

암 생성 과정에 대해서 이해하게 되면 암이 게놈의 만성질환이라는 개념을 가지게 된다. 그로 인해 암의 생성, 성장, 전이 과정에서 영양소의 역할에 의해 성장하기도 하고 죽기도 함을 알 수 있었다.

05 유전자 변이도 막는 영양소의 '힘'

유전질환과 달리 암은 한 가지 유전자 변이에 의해서 발생하는 것이 아니므로 한 가지 유전자에 대한 표적치료는 효과가 적다. 정상세포가 암세포로 되기 전 여러 유전자들의 소실이 일어난다. 의학과 분자 생물학의 발전으로 암 생성에 관여하는 3가지 유전자가 밝혀졌다. 이들 유전자에는 ▶**종양 발생 유전자**(oncogenes) ▶**종양 억제 유전자**(tumor suppressor genes) ▶**안정화 유전자**(stability genes) 등이 있다.

종양 발생 유전자와 종양 억제 유전자의 변이는 세포 분화를 자극하고 세포 자멸사를 억제하여 암세포 수를 늘리고, 혈관 생성을 자극하여 영양소를 많이 받아들인다. 안정화 유전자는 DNA를 재생하는 유전자로서 DNA 재생에 관여하는 여러 단계의 효소 발현에 관여한다. 이들 유전자 변이는 배아세포에서 일어나며 암의 발생과 전이를 유발시킨다.

암 유전자를 가지고 있다고 하더라도 그것을 발현시키기 위해서는 다른 변화가 일어나야 한다. 이들 변화에 관여하는 것이 바로 영양소다. 다양한 암에서 생화학적, 병적, 유전자적 표시자는 암의 발생과 진행을 아는 데 중요한 역할을 하고, 영양소의 적절한 공급을 통해서 암의 예방과 치료에 도움이 될 수 있다.

현대의 서구 식사는 과도한 칼로리와 지방을 섭취하고 과일과 채소를 적게 섭취해 비타민과 미네랄 등 미세영양소와 파이토케미칼, 섬유질의 부족을 초래하고 있다. 실제로 미국 국민의 10%만이 미국 암협회에서 권고하는 양의 하루 과일과 채소를 섭취하고 있다는 통계도 있다. 비타민 E, C, 카로티노이드와 같은 항산화제는 과일과 채소에 풍부하다. 감귤류 껍질에 존재하는 리모넨(limonene)과 게라니움(geraniol), 콩에 존재하는 이소플라본, 마늘에 있는 유기황화(organosulfur)는 항암 효과를 가지고 있다. 과거에 사람들은 많은 양의 과일, 채소, 시리얼, 곡물을 먹었으나 현대에 와서는 그 횟수나 양이 상당히 줄어들었다.

우리 몸의 유전자는 많은 양의 과일, 채소, 시리얼, 곡물을 섭취하게 구성되어 있다. 그리고 그들로부터 얻은 미세영양소들은 암을 포함한 다양한 질환들로부터 우리 몸을 보호할 수 있게 한다.

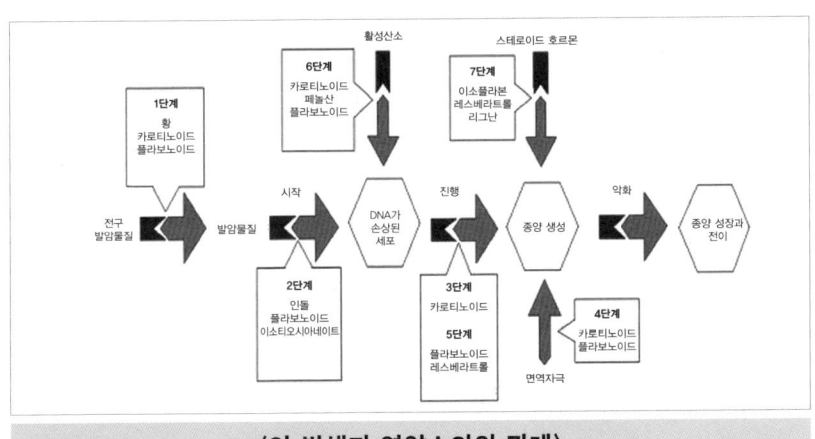

〈암 발생과 영양소와의 관계〉

고치려고 하는 사람은
이미 반은 나아있다

-세네카-

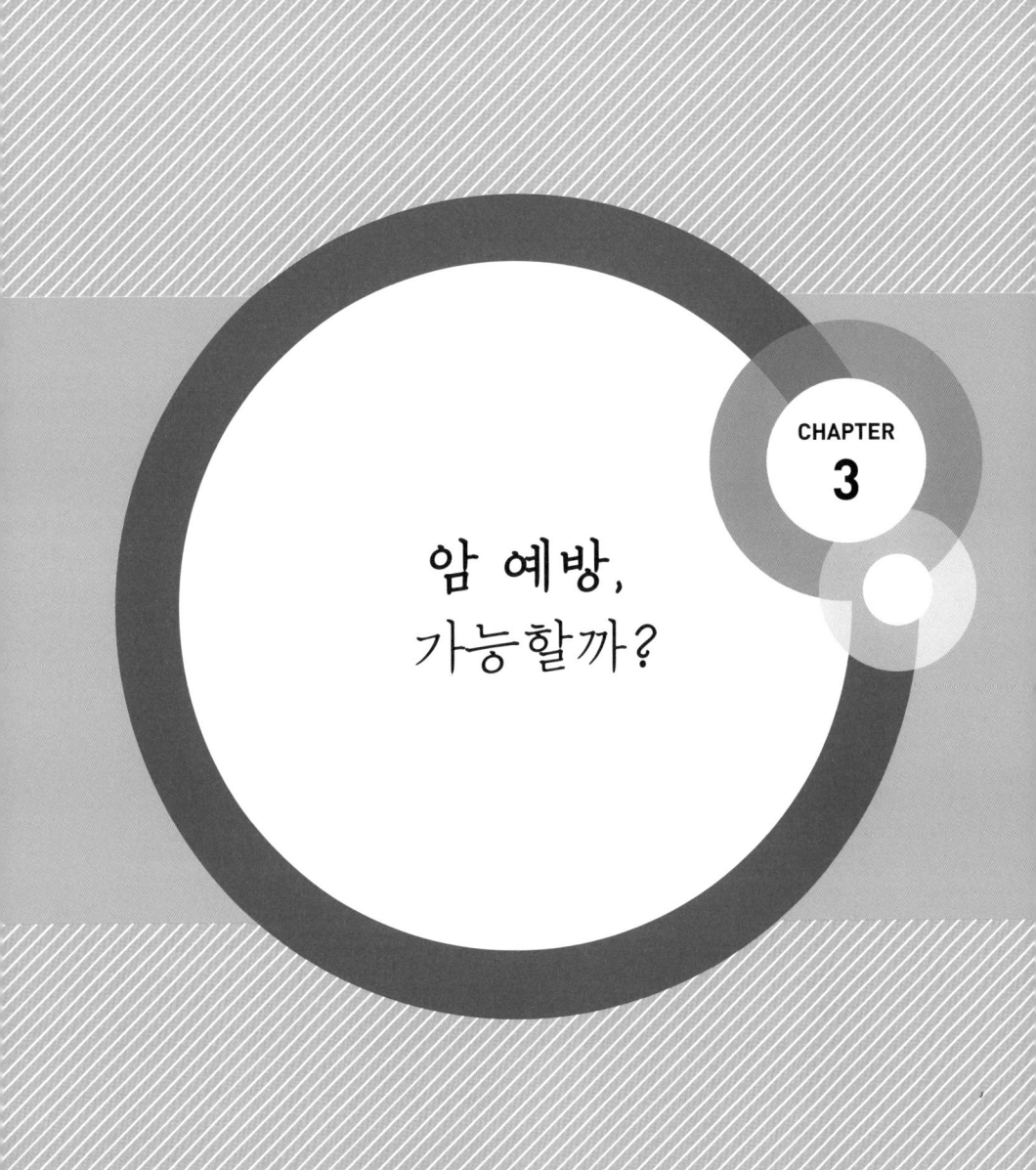

CHAPTER 3

암 예방,
가능할까?

01 암, 예방이 최선이다

암치료에서 가장 좋은 방법은 예방이다. 과거에 비해서 암 환자가 증가한 것은 암 예방에 관심을 두지 않았기 때문이다. 우리나라의 경우 전 국민을 대상으로 5대 암 조기 진단을 실시하므로, 그 어떤 나라보다도 조기 진단에 의한 암 치료율은 높은 편이다. 그러나 암 치료가 끝난 후 재발 방지를 위한 프로그램이 없기 때문에 암 재발에 대해서는 무방비 상태라 볼 수 있다.

암 예방과 억제에 대한 기본 개념은 암 발생이 하나의 사건이 아니라 점진적으로 진행하는 것이다. 즉 보다 자율적인 세포가 되는 일련의 불연속적인 세포 변화의 과정이라는 것이다. 이는 암 치료가 끝났다고 해서 암으로부터 해방되는 것이 아니라 암이 발생하지 않게 노력하지 않으면 다시 재발할 수 있다는 뜻이다.

그러므로 암 치료가 끝나고 과거와 똑같이 생활을 한다면 다시 암에 걸리는 것은 자명한 사실이다. 따라서 결코 과거와 똑같이 생활해서는 안 되며, 잘못된 것을 찾아 몸을 바로 잡고 보호하여야 한다.

〈발암물질과 관련 암〉

발암 물질	관련 암
알킬화제	급성골수백혈병, 방광암
안드로겐	전립선암
방향족 아민(염료)	방광암
비소	폐암, 피부암
석면	폐암, 흉막암, 복막암
벤젠	급성골수백혈병
크롬	폐암
디에틸스틸베스테롤(출생 전)	질암(투명세포)
엡스타인-바 바이러스	버킷 림프종, T세포림프종
에스트로겐	자궁내막암, 간암, 유방암
에틸알콜	간암, 식도암, 두경부암
헬리코박터 파이로리	위암
B형이나 C형 간염 바이러스	간암
사람 면역결핍바이러스	비호즈킨림프종, 카포시육종, 편평세포암종
사람 T세포림프친화 바이러스1형(HTLV-1)	성인 T세포 백혈병/림프종
면역억제제 (아자티오프린, 사이클로스포린, 글루코코티코이드)	비호즈킨 림프종
나이트로젠 무스타트 가스	폐암, 두경부암, 비강암
니켈 먼지	폐암, 비강암
페니세틴	신우암, 방광암
다환계 탄화수소	폐암, 피부암
주혈흡충증	방광암(편평세포)
일광(자외선)	피부암(편평세포와 흑색종)
담배 흡연(무연 담배 포함)	상부기도소기관암, 방광암
염화비닐	간암(혈관육종)

세계보건기구(WHO)에서는 의학적인 관점에서 암 발생 인구 중 1/3은 식이습관의 변화, 금연, 간염백신, 운동 등으로 예방이 가능하고, 1/3은 조기진단만 되면 완치가 가능하며, 나머지 1/3의 환자도 적절한 치료를 한다면 완화가 가능한 것으로 보고 있다. 즉, 잘못된 고지 방식이나 과식 등의 식이습관을 변화시키고, 금연, 간염 예방접종, 운동 등의 생활양식의 변화가 중요하다. 또한 조기진단을 위해 정기적

인 검진을 한다면 모든 암의 2/3에서 예방 및 완치가 가능하다.

암을 일차적으로 예방하기 위한 생활습관은 암뿐만 아니라 고혈압이나 당뇨 등의 기타 만성질환을 예방하는 데도 도움이 된다.

암을 예방하는 3단계 실천 가이드
- **1차 예방**은 암 발생 원인에 대해서 유전적, 생물학적 및 환경적 요인을 확인하고 해결하는 것이다. 1차 예방 활동으로는 금연, 식생활 개선, 화학 예방이 포함된다.
- **2차 예방**은 무증상의 종양 병터를 확인하고 효과적인 치료를 시행하는 것이다. 선별검사는 일종의 2차 예방 형태다. 흡연은 암의 가장 위험인자인 반면 노력하면 피할 수 있는 인자이기도 하다. 폐암 사망률의 위험도는 담배 연기 노출의 정도와 연관성이 깊다. 타르 함량이 적다고 암 발생이 줄어드는 것은 아니다. 약하거나 타르 함량이 적은 담배일수록 흡연자가 더 자주 더 깊게 흡입하는 경향이 있으므로 오히려 더 좋지 않다. 어떤 발암물질로 유발된 유전 돌연변이가 수년간 지속되더라도 담배를 끊는 사람이 담배를 지속적으로 피우는 사람보다 폐암 사망률이 낮다.

흡연은 폐암뿐만 아니라 후두암, 입 인두암, 식도암, 방광암 및 췌장암의 원인 물질이다. 그러므로 금연이야말로 가장 확실한 예방법이다.

식생활 개선에는 식이변화와 운동이 있다. 식이변화는 암 위험도를 낮추는 데 유익한 잠재력을 가지고 있다. 실제로 서구식으로 식단이 변화하면서 우리나라의 암은 유방암, 대장암, 전립선암의 발생이 증가하였다. 그러므로 우리는 암 예방을 위해서 식이지방을 줄이고 식이섬유를 늘려야 한다. 그러기 위해서 하루에 적어도 과일과 채소를 5번 이상 섭취하는 것이 좋다.

운동은 면역력을 올릴 수 있는 좋은 방법이다. 운동에는 복식호흡, 걷기, 등산 등이 있다. 복식호흡은 모든 운동의 근간이 되는 운동이다. 숨을 들이마실 때 배가 불룩 나왔다 내쉬면서 배가 들어가는 것이다. 걷기는 쉽게 할 수 있는 방법으로 근육을 강화시키고 지방을 소모한다. 등산은 걷는 운동과 더불어 맑은 공기를 얻을 수 있어 일거양득의 혜택을 가진다.

- **암 화학 예방**은 특정한 천연 또는 합성 화학물질을 사용하여 침습암의 발생 전에 발암을 역전, 억제 또는 예방하는 것이다. 여러 가지 약물들이 제시되고 있지만 현재까지 인정받는 것은 유방암 환자에서 사용하는 타목시펜이 유일하다.

타목시펜은 항에스트로겐이나 자궁내막과 뼈 같은 조직에서는 에스트로겐 작동제로 작용한다. 타목시펜의 작용 중 하나는 유방 세포 증식을 줄이는 전환 성상인사 β를 상향 조절하는 것이다. 타목시펜은 고위험군에서 49% 정도 유방암 발생을 감소시킨다고 한다.

타목시펜은 골절 위험을 감소시키지만 자궁내막암, 뇌중풍, 폐색전증 및 심부정맥, 혈전증의 위험은 약간이나마 증가시킨다. 유사 약물로서는 라록시펜이 있다. 이 약은 타목시펜보다 자궁내막암의 위험이 더 낮다.

다수의 감염체가 암 발생과 연관되어 있으므로 이들 감염체를 예방하기 위한 백신 개발에 관심을 가지게 되었다. B형 간염 백신은 만성 B형 간염으로 인한 간염과 간암을 예방하는 데 아주 효과적이다. 그 외 사람 유두종 바이러스 백신이 자궁경부암을 예방하기 위해 사용되고 있고, 헬리코박터 파이로리 백신은 위암을 겨냥하고 있다. 헬리코박터 파이로리를 항생제로 박멸하는 것이 위암을 예방하는 전략이 될 수 있다.

어떤 사람들에게 있어 몇몇 장기는 암 발생 위험도가 높아서 위험 장기를 외과적으로 제거하는 것이 권장된다. 자궁경부의 중증 형성 이상이 있는 여성은 치료로 원뿔절제나 때로 자궁절제술까지 시행한다. 결장절제술이 궤양결장염 환자와 가족 폴립증 환자에서 결장암을 예방하는 데 이용된다.

암은 대개 초기에는 증상이 나타나지 않기 때문에 상당히 진행된 이후에 발견되는 경우가 많아 특히 예방이 중요하다. 우리나라에서 흔한 위암, 간암, 유방암, 자궁경부암, 대장암 등은 조기에 발견할 경우 완치율이 높기 때문에 이러한 암들에 대해서는 정기적인 검진이 필요하다.

〈대한암협회가 권고하는 암 예방 14개 권고사항〉

1. 편식하지 말고 영양분을 골고루 균형 있게 섭취한다.
2. 황록색 채소를 주로 한 과일 및 곡물 등 섬유질을 많이 섭취한다.
3. 우유와 된장의 섭취를 권장한다.
4. 비타민 A, C, E를 적당량 섭취한다.
5. 정상 체중을 유지하기 위하여 과식하지 말고 지방분을 적게 먹는다.
6. 너무 짜고 매운 음식과 너무 뜨거운 음식은 피한다.
7. 불에 직접 태우거나 훈제한 생선이나 고기는 피한다.
8. 곰팡이가 생기거나 부패한 음식은 피한다.
9. 술은 과음하거나 자주 마시지 않는다.

> 10. 담배는 금한다.
> 11. 태양광선, 특히 자외선에 과다하게 노출하지 않는다.
> 12. 땀이 날 정도의 적당한 운동을 하되 과로는 피한다.
> 13. 스트레스를 피하고 기쁜 마음으로 생활한다.
> 14. 목욕이나 샤워를 자주 하여 몸을 청결하게 한다.

암은 상당히 진행될 때까지도 특이 증상이 없을 수 있으며, 암이 진행되어 나타나는 증상들도 평소 흔히 경험해 오던 증상들과 비슷하기 때문에 치료 시기를 놓치는 경우가 많다.

따라서 예방으로 암의 발생을 줄이고, 설령 암이 발생하였다 하더라도 조기에 검진을 받아 치료하면 암으로 인한 사망을 크게 줄일 수 있다. 특히 한국인에게 흔한 위암, 간암, 대장암, 유방암, 자궁경부암 등은 비교적 쉽게 검진을 받을 수 있으며, 조기에 발견하여 치료받을 경우 대부분 완치가 가능하다.

암 환자는 남자의 경우 2명 중 1명이 발생하고, 3명 중 1명이 암으로 사망한다. 여자는 그보다 빈도는 적지만 3명 중 1명이 걸리고, 5명 중 1명이 사망하고 있는 실정이다. 암은 이미 우리에게는 피할 수 없는 존재가 되었다.

02 산화스트레스는 최대한 낮게~

1980년대 활성산소 이론이 소개된 이후로 많은 연구자들은 암 발생의 원인으로 활성산소를 제시하였다. 활성산소는 정상적으로 우리 몸에서 만들어지지만 과도하게 생성되는 경우나 외부로부터 많은 양의 활성산소가 들어온 경우에는 우리 몸을 해친다. 최근의 연구결과를 보면 활성산소가 면역계 이상을 가져와서 암세포에 대한 특이성과 비특이성 세포독성 반응을 억제한다고 하였다.

맨토반의 보고에 의하면 활성산소가 암에서 중요한 기능을 수행한다고 하였다. **첫째, 활성산소가 에너지 대사에 이상을 가져와서 정상적인 영양대사 과정을 막는다. 둘째, 활성산소로 인해 만성적인 염증 반응이 일어나 여러 가지 염증성 사이토카인이 증가하고 이로 인해 활성산소 생성은 증가하게 된다. 셋째, 암 치료로 인해 활성산소 생성이 증가하고 항산화 능력 감소를 가져온다.**

한 조사 자료에 의하면 정상인, 암 치료 받은 사람, 암환자인 경우

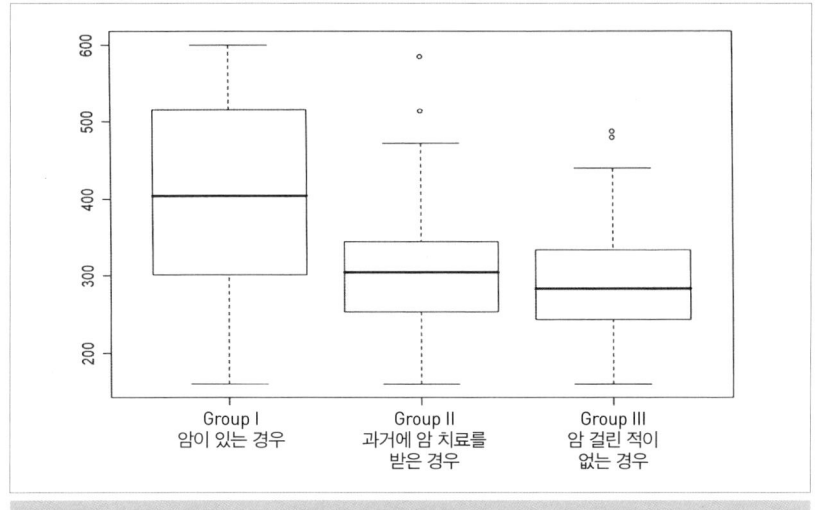

〈암과 활성산소 비교〉

산화스트레스에 차이가 있다고 보고하였다. 즉 정상인이 가장 낮았고, 암 치료가 끝난 사람이 그 다음으로 낮았고, 암이 있는 사람이 가장 높았다. 이는 활성산소를 낮추는 것이 암 발생을 감소시킬 수 있는 좋은 방법임을 제시한 것이다.

따라서 암 예방을 위해서는 활성산소를 우리 몸에서 떨어뜨리는 것이 가장 좋은 방법이다. 그렇다면 어떻게 활성산소를 떨어뜨릴 수 있을까?

첫째, 외부로부터 활성산소가 들어오는 것을 막는 것이다. 그 방법으로는 공기 좋은 환경에서 사는 것과 좋은 음식을 먹는 것이다.

둘째, 들어온 활성산소를 제거하는 것이다. 그 방법으로는 적절한 운동과 항산화제를 복용하는 것이다. 이들 방법은 가장 중요하면서도 현대인이 손쉽게 할 수 있는 것은 물론 아니다. 그렇기 때문에 많은 노력이 필요하다.

생명과 건강을 유지하기 위한
중요한 지식이 과학이다.

-H.스펜더-

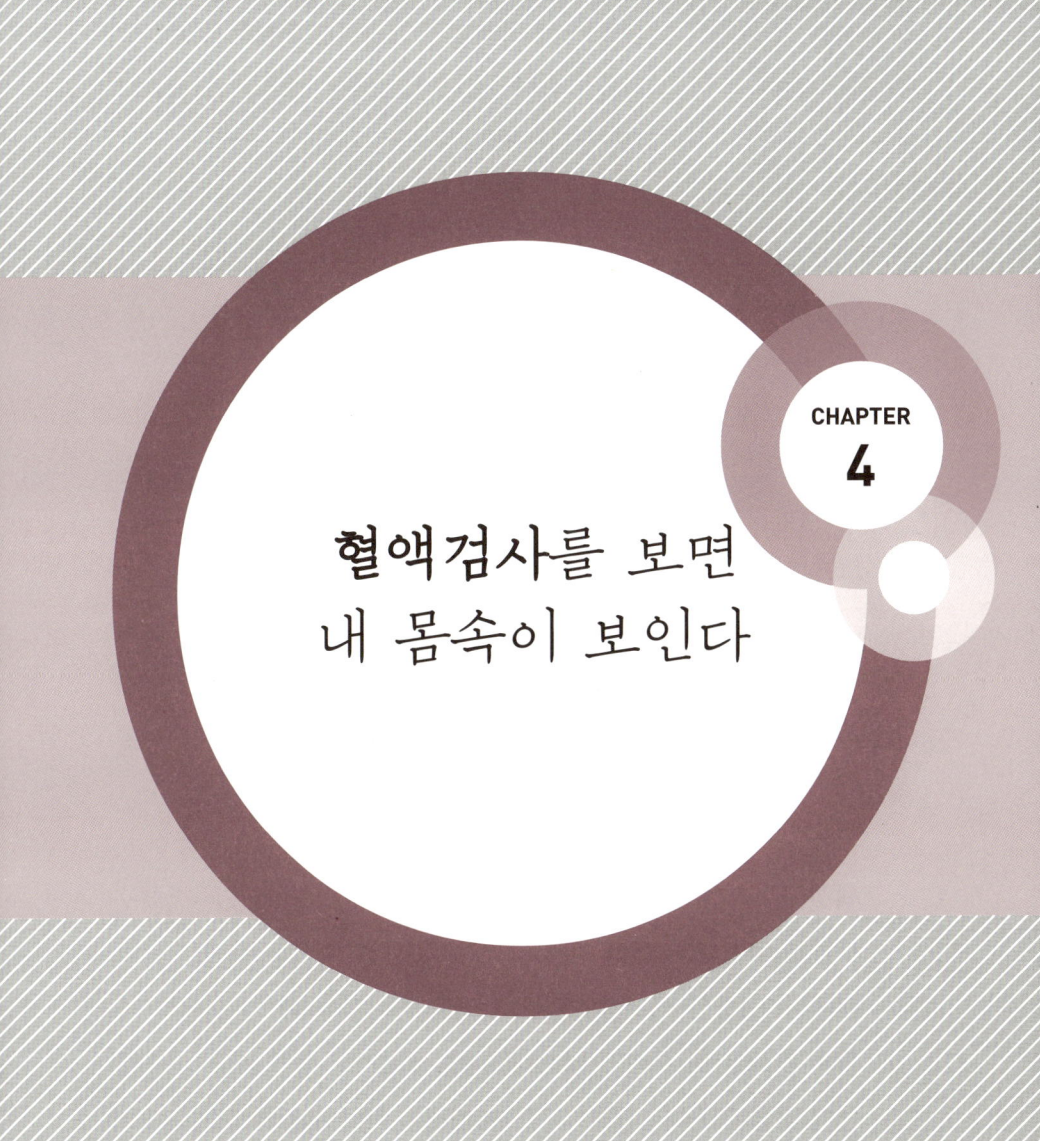

CHAPTER 4

혈액검사를 보면
내 몸속이 보인다

01 일반 혈액검사로 알 수 있는 사실들

혈액검사는 CT와 MRI와는 달리 수시로 하는 검사이다. 그러나 우리는 자신의 혈액을 뽑으면서도 무슨 검사를 하는지 모르는 경우가 많다. 혈액검사는 CT나 MRI 같이 현재 암의 상태를 정확하게 알 수는 없지만 환자의 전신 상태를 표현해 주는 좋은 자료이다. 일반 혈액검사에는 백혈구, 헤모글로빈, 혈소판, 간 기능, 신장 기능, 전해질을 주로 본다.

- **백혈구**는 WBC로 언급되어 있고, 중성구, 림프구, 호산구, 단핵구 등으로 구성되어 있다. 여기서 가장 중요한 수치는 중성구와 림프구이다. 중성구는 감염균이 체내로 들어왔을 때 가장 먼저 싸우는 것으로 이 수치가 낮으면 항암치료를 할 수가 없다. 림프구는 면역력과 관련 있으며, 그 수치가 8% 미만이면 면역력이 매우 낮다는 것을 의미한다.

- **헤모글로빈**은 Hb로 언급되어 있고, 빈혈 수치를 의미한다. 만약 빈혈이 있고, MCV가 낮으면 철분 결핍을 의미하고, MCV가 높으면 비타민 B_{12}나 엽산의 결핍을 의심해 보아야 한다. MCV가 정상이면 만성질환이나 암으로 인한 지속적인 출혈을 생각해 보아야 한다.
- **혈소판**은 PLT로 언급되어 있고, 이것이 낮으면 출혈을 조심해야 한다. 만약 혈소판 수치가 50,000 이하면 혈소판을 공급하여야 하고, 충돌을 피해야 한다. 혈소판 수치가 20,000 이하면 자연적으로 출혈이 생길 수 있음을 명심하여야 한다. 그런데 간경화의 경우는 혈소판 수치가 매우 낮으며 혈소판을 공급해 주어도 크게 오르지 못한다. 그러므로 각별히 조심하여야 한다.
- **간 기능**은 SGOT와 SGPT를 말하며, 이것이 높았을 때는 간 손상을 의미한다. 이 경우 세 가지를 의심해 볼 수 있다. 하나는 암 전이나 간에 암이 생긴 경우이고, 다른 하나는 바이러스성 간염이 있는 경우다. 또 다른 하나는 약물이나 식품에 의해서이다. 이 경우는 먼저 원인을 찾고 바로 적절하게 조치를 취해야 한다. 그러지 않으면 간 손상으로 인해 위험해지며, 다른 치료를 받을 수 없게 된다.
- **신장 기능**은 BUN과 Cr로 설명된다. BUN이 높으면 탈수를 의심해 수분을 충분히 공급해야 하며, Cr이 높으면 신장에 손상이 온 것이므로 원인을 찾아서 적극적으로 치료를 하여야 한다. 신장 기능이 나쁘면 소변량이 감소하여 우리 몸이 붓는다.
- **전해질**은 Na, K, Ca을 말한다. 이것은 많아도 안 좋고, 너무 적어도 좋지 않다. Na는 나트륨을 말하는 것으로 우리 몸의 소금기를

의미한다. K는 칼륨으로서 암 환자에서는 정상범위 중 높게 유지하는 것이 좋지만 너무 높으면 심장에 이상을 가져온다. Ca는 칼슘을 말하며, 낮으면 근육 경직이 올 수 있고, 너무 높으면 고칼슘혈증으로서 뼈 전이 등을 의심해 보아야 한다.

- **단백질(protein)과 알부민(albumin)**은 우리 몸의 영양 상태를 대표한다. 그러므로 이것이 낮으면 영양상태가 나쁘다는 것을 의미한다.
- **빌리루빈(bilirubin)**의 수치가 높으면 황달을 의심한다. 빌리루빈에는 T.Bilirubin과 D.Bilirubin이 있다. T.Bilirubin은 전체 빌리루빈 수치를 말하며, D.Bilirubin은 직접 빌리루빈 수치를 의미한다. 만약 총 빌리루빈 수치는 높은데 직접 빌리루빈 수치가 정상이면 이는 간 손상에 의한 황달을 의미한다. 이에 반해 총 빌리루빈 수치와 더불어 직접 빌리루빈 수치도 높으면 담도가 막힌 것을 의심하여 치료를 받아야 한다. 황달 수치가 높으면 간성혼수에 빠질 수도 있다.
- **ALP**는 뼈 전이나 골육종에서 높게 나온다. 그러므로 이 수치가 높은 경우에는 뼈 전이나 골육종을 의심해 보아야 한다.
- **LDH**는 심근경색이나 종양이 활동할 때 올라간다. 그러므로 암이 진행되는 경우에 이 수치를 주의 깊게 보는 것도 좋다.
- **암모니아(ammonia)**는 우리 몸에서 독소 배출이 원활하지 않은 경우 생긴다. 주로 간암이나 담관암 환자에서 많이 보이며, 이것이 높으면 간성혼수가 오므로 배출을 위해 락투로오즈 등을 주게 된다.
- **CRP**는 C-반응성 단백질로서 우리 몸의 염증을 의미한다.

- **PT와 PTT**는 혈액이 지혈되는 시간을 의미한다. 간이 안 좋을 때 비타민 K가 안 만들어져서 PT 수치가 증가한다. 또한 이들 수치는 혈전증이 있을 때 혈액순환제인 와파린과 헤파린을 사용하게 되는데 그것의 사용 용량을 측정하는 좋은 지표가 된다. 와파린은 PT 수치를 보고, 헤파린은 PTT 수치를 보게 된다.

02 암 수치(종양 표지자)로 알 수 있는 사실들

암환자들이 가장 관심을 갖는 항목은 누가 뭐라 해도 암 수치, 즉 종양 표지자일 것이다. 이는 암세포가 생산하는 물질 및 암세포가 체내에 존재하고 있을 때 만들어지는 이상 물질의 총칭이다.

종양 표지자는 어떤 종양에서는 환자 관리에 유용할 수 있다. 물론 치료반응을 확실하게 평가하는 것은 어려우나 어떤 종양에서는 혈청이나 소변에서 측정할 수 있는 종양 표지자를 생산하고, 특정 환자에서 이들 표지자의 상승이나 감소는 일반적으로 종양 부하의 증가 또는 감소와 각각 관련되어 있다.

몇몇 임상적으로 유용한 종양 표지자는 다음 표에 기록하였다. 종양 표지자 자체는 암을 진단하는 데 충분할 만큼 특이적이지 않지만 일단 암으로 진단하고 종양 표지자가 상승되어 있으면 이 표지자는 치료반응을 평가하는 데 사용될 수 있다.

⟨ 암 수치(종양 표지자) ⟩

종양 표지자	암	비 종양 상태
호르몬		
사람 융모 생식샘 자극 호르몬	임신 영양모세포병	임신
	생식선 배아세포 종양	
칼시토닌	갑상선 수질암	
카테콜라민	갈색세포종	
암 태아 항원		
알파 태아 단백	간세포암, 생식선 배아세포 종양	간경화증, 간염
암 배아 항원	결장암, 췌장암, 폐암, 유방암, 난소의 선암종	췌장염, 간염, 염증장병, 흡연
효소		
전립선 산성 인화 분해효소	전립선암	전립선염, 전립선비대
신경세포 특이 에놀라아제	폐 소세포 암, 신경모세포종	
젖산 탈수소 효소	림프종, 유윙 육종	간염, 용혈빈혈, 기타
종양 관련 단백		
전립선 특이 항원	전립선암	전립선염, 전립선 비대
단세포군 면역글로불린	골수종	감염
CA-125	난소암, 림프종	월경, 복막염, 임신
CA 19-9	결장암, 췌장암, 유방암	췌장염, 궤양 결장염
CA 15-3	유방암, 난소암, 폐암	유선종
CA 72-4	난소암, 유방암, 대장암, 위암, 췌장암	유선, 대장 병변, 자궁내막증, 담석증
CD 30	호즈킨병, 역형성 큰 세포 림프종	
CD 25	털세포백혈병, 성인T세포 백혈병, 림프종	
SCC	폐암, 식도암, 두경부암, 피부암	피부질환, 폐렴, 기관지염, 자궁근종, 간 질환

자연은 최상의 건축가이다.
자연의 일체는 가장 아름다운 균형을 가지고 세워져 있다.

-로댕-

CHAPTER 5

요즘 인기~
고주파 온열암(Hyperthermia)
치료가 궁금할 때…

01 고주파 온열암 치료는 항암치료 · 면역치료

미국 국립보건원에 따르면 온열암 치료는 암 치료의 한 종류로 고열을 우리 몸에 조사하여 암세포를 직접 죽이거나 손상을 주어, 방사선 치료나 항암제 치료에 암세포가 더욱 더 효과적으로 반응하도록 만드는 역할을 한다. **즉 온열암 치료는 방사선 치료나 항암제 치료의 효능을 높이기 위한 보조치료일 뿐만 아니라 직접 암세포를 죽이는 항암치료이며, 면역력을 증가시키는 면역치료이기도 하다.**

역사적으로 수세기 전부터 그리스 로마, 이집트에서 유방암 조직을 치료하는 데 온열암 치료를 사용하였다. 또한 기원전 3000년 전에 인도 의사들은 온열암 치료를 하였다고 기록되어 있다. 1868년 독일의 부쉬는 특정 세균 감염에 의해서 생기는 고열이 암의 진행을 막고, 암을 괴사시킨다고 보고하였다. 당시는 원인균이 무엇인지를 알아내지 못하였으나 후에 그것은 연쇄상구균(Streptococcus)임이 밝혀졌다.

1891년 미국의 젊은 의사인 콜린은 단독증(erysipelas: 연쇄상구균의 피부감염에 의한 이상 피부 병변을 보이는 급성 접촉성 전염 질환)을 보이는 환자에서 육종이 없어지는 것을 발견하였다. 그래서 그는 문헌을 통해 비슷한 결과가 있다는 것을 발견하고, 종양 조직에 직접 연쇄상구균을 주입하였다. 그 결과 종양이 없어지는 것을 발견하고, 콜리 독소를 개발하였다.

콜리 독소는 정맥주사를 하였을 때 가장 효과적이었고, 39-40도까지 올라가는 고열을 나타냈다. 그는 열이 높으면 높을수록 오래 산다는 것을 발견하고는 발열이 암을 퇴화시키는 중요한 포인트라는 것을 알게 되었다. 또한 고열은 TNF-알파와 다른 사이토카인을 분비하여 암을 죽인다는 것을 발견하였다.

암 치료에 있어 온열암 치료가 관심을 받기 시작한 시기는 1960년대 이후, 과학의 발달로 전신형과 국소형 등의 다양한 온열암 치료기기들이 개발되면서부터다.

그러나 안타깝게도 온열암 치료는 효과가 있음에도 불구하고 기존의 적극적인 암 치료법인 수술, 항암제 치료, 방사선 치료만을 고집하고 있기 때문에 광범위하게 사용되지 못하고 있는 실정이다.

사실상 종양 내 혈액공급이 적고, 혐기성 대사가 활발히 일어나며, pH가 낮은 경우는 온열암 치료가 방사선 치료나 항암제 치료보다 더욱더 효과적이라고 한다. 더욱이 온열암 치료는 방사선 치료나 항암제 치료의 민감도를 증가시키고, 산소 공급을 좋게 하며, 암 치료에 도움이 된다.

온열암 치료는 제4의 암 치료로, 현재는 미국, 독일, 일본 등 많은 나라에서 효과적으로 사용하고 있다. 그리고 치료 범위와 치료 효과는 점점 더 증가하고 있는 실정이다. 우리나라에서도 치료가 인정되어 건강보험요양급여비용 비보험 수가에 등재되어 있다.

02 고주파 온열암 치료 원리에서 특성까지~

현재 다양한 형태의 열 치료법이 암 환자에게 사용되고 있으며, 온도에 따라 ▶온열암 치료(hyperthermia therapy) ▶열 제거술(thermal-ablation) ▶초저온 냉동 제거술(cryo-ablation) 등으로 나뉜다.

온열암 치료는 41-43°C로 암세포를 죽이며, 열 제거술(thermal-ablation)은 45°C 이상으로 암세포를 제거하는 치료법이다. 반면에 초저온 냉동 제거술(cryo-ablation 또는 cryo-surgery)은 영하 50°C로 암세포를 제거하는 치료법이다.

온열에 의한 체온의 증가는 우리 몸의 생리학적 변화를 가져온다. 특히 암세포는 열에 약해서 정상세포보다 더 많은 변화를 갖게 된다. 즉, 체온이 올라가게 되면 암세포의 DNA 복제가 차단되고, 세포 내 재생 기전이 억제되며, 단백질 변성과 신생혈관 차단을 유도한다. 그 외 면역체계 자극과 자연살상세포인 NK면역세포 활성화를 가져온다. 온열암 치료는 모든 암에 적용할 수 있으며, 기존의 암 치료에 실패한 경우에도 적용할 수 있다.

현재 온열암 치료는 거의 대부분 다른 종류의 암 치료 방법과 함께 사용되고 있다. 즉, 항암제 치료나 방사선 치료와 병행하여 사용할 경우 상승 효과를 가져와 치료 효과를 극대화시킬 수 있다는 평가를 얻고 있다.

온열암 치료의 관건은 얼마나 효과적으로 열을 올리느냐이다. 열의 증가는 우리 몸에서 다양한 반응을 보이는데, 특히 종양 부분에서는 부작용 없이 암을 효과적으로 없앨 뿐만 아니라 $1°C$만 차이가 나도 다수의 암세포가 사멸되기 때문에 이러한 특성을 효율적으로 만든 치료 방법이 바로 온열암 치료이다. 온열암 치료로 기대되는 효과는 다음과 같다.

· **혈관 변화**

우리 몸에서 열을 전도하는 것 중 하나가 혈액이다. 혈액은 우리 몸에서 열의 변화에 가장 민감하며, 혈액은 항상성(항상성: 체내와 체외의 평형 유지)을 유지하는 데 중요한 역할을 한다. 종양 조직에 열을 가하면 인접한 정상 조직에도 부분적으로 영향을 주게 된다. 정상 조직은 혈류량을 증가시켜 열을 쉽게 방출시키지만, 종양세포의 모세혈관에는 혈류량을 증가시킬 수 있는 근육층이 없어 열 조절 능력이 없다.

따라서 종양에서의 열 방출이 적기 때문에 온열암 치료에 의해 발생된 열은 주로 종양 조직에 남아 있게 된다.

이러한 특성으로 인해 온열암 치료 시 종양 세포 내에 선택적으로 온도를 올릴 수 있는 것이며, 이를 '열 차폐' 또는 '열 트렙(heat trap)'이라고 한다. 이로 인해 산소와 영양분이 부족하게 되어 세포의 분열과

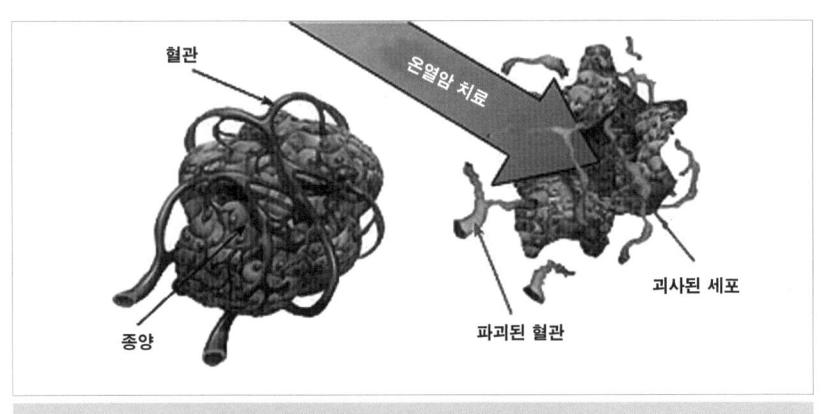

〈온열암 치료로 암세포 내 혈관 손상〉

보존에 중요한 대사과정이 손상된다.

이러한 상태에서 온열암 치료를 반복하면 혈관의 내피세포에 부종과 작은 혈전 등이 생겨 혈류량은 더욱 감소하게 되고, 아울러 신혈관 생성도 차단된다.

이같은 현상은 주로 38°C 이상 온도에서 정상 조직과 종양조직 내의 혈액순환에 뚜렷한 차이를 보이며, 특히 종양조직 내 생기는 신생혈관에서 더욱더 큰 변화를 보인다.

• 세포막 변화

온열암 치료는 지방층을 연하게 만들고, 지방-단백질의 상호작용에 변화를 주며, 단백질을 변성시킨다. 이들 모든 반응들은 종양세포가 분화되는 것을 효과적으로 막는다.

• 젖산 형성

온열암 치료는 생화학반응 속도와 대사 속도를 증가시킨다. 그러나 온열암 치료에 의해 일정 이상 온도 상승과 더불어 종양세포 내 젖산 생성 증가와 pH 감소는 종양세포의 생존을 억제한다.

• ATP 소실

온열암 치료는 암세포의 세포 내 ATP(에너지 전달체) 저장을 감소시켜 세포 파괴를 증가시킨다. 온열암 치료 초기의 세포내 ATP 농도는 치료 시작 10분 후 3.0 femtomole/cell에서 4.2 femtomole/cell로 증가하였다가 그 이후로 감소하기 시작하여 60분 후에는 2.7 femtomole/cell로 감소한다.

ATP의 소실은 세포 내 이온들의 불균형을 가져온다. 또한 ATP 소실은 세포질 내 단백질 축적을 가져오고, 세포골격의 붕괴를 유도하며, 세포막의 균형이 깨져 궁극적으로는 암세포의 괴사가 일어난다.

• DNA 재생 변화

저산소증 아래에서 방사선 치료와 온열암 치료를 함께 하면 상승 효과를 가진다. 그 이유는 온열암 치료는 세포 분화 과정 중 S기에 작용하여 DNA 재생을 차단하거나 감소시키는 반면, 방사선 치료나 항암제 치료는 G2기에 효과가 좋고, S기에는 거의 효과가 없다. 즉 방사선 치료나 항암제 치료에 반응이 없는 암세포를 온열암 치료가 효과적으로 제거하는 데 도움이 된다.

실제로 방사선 치료나 항암제 치료에 온열암 치료를 함께 사용하면 상승작용이 나타난다. 휴지기의 세포는 열의 영향으로 인해 G0기에서 빠져나와 G1기 또는 S기로 진행되어, 그 결과 항암제나 방사선 치료에 민감하게 된다. 즉, 온열암 치료는 종양 조직을 방사선 치료와 항암제에 더욱 민감하게 만든다.

• 면역 반응 증가

온열암 치료는 면역계를 자극하여 우리 몸에서 자연살상세포인 NK 세포의 활성을 증가시킨다. 또한 이 치료는 종양 내에 존재하는 특정 항원에 관여하여 암세포를 효과적으로 제거하는 데 도움이 된다.

• 약물 효과 증가

항암제와 온열암 치료를 함께 하였을 때 암세포를 죽이는 효과가 배가 된다. 그 이유는 온열암 치료에 의해 암세포의 열이 올라가면 세포막 변화로 인해 항암제가 효과적으로 암세포로 침범하여 암을 죽이는 데 도움이 된다. 단 항암제 투여 전에 온열암 치료를 하는 것보다는 항암제 치료 후 24시간이 지난 뒤에 하는 것이 가장 좋다.

• 통증 감소

온열암 치료는 전기자극 치료(TENS)와 비슷한 원리로 통증을 감소시킨다. 그러므로 치료 후 환자의 통증을 감소시킬 뿐만 아니라 삶의 질 역시 호전되는 결과를 보인다.

• 열충격 단백질(Heat Shock Protein)

열충격 단백질이란 열 충격에 의해 합성이 유도되는 단백질을 말한다. 모든 생물은 공통적으로 존재하며, 대표적인 열충격 단백질로서는 분자량이 90,000, 70,000, 60,000 등의 단백질이 알려져 있다. 이들은 heat shock protein의 머리문자 HSP에 분자량(단위는 천)을 나타내는

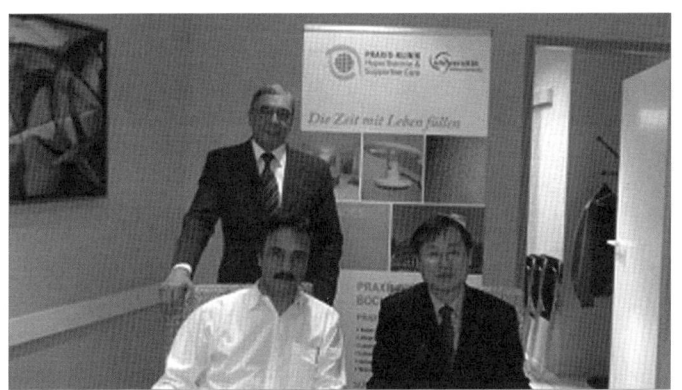

〈독일 셀시우스 온열치료 연수기념사진〉

수치를 붙여, HSP90, HSP70, HSP60이라고 한다.

열충격 단백질은 샤페론으로서 완성한 입체구조를 취하지 않은 단백질에 결합하여 그들의 분자간 회합 형성을 방지함과 동시에 재생을 촉진하는 기능을 갖고 있다. 이 때문에 열충격 단백질이 대량으로 축적돼 있는 세포는 고온에 대해서는 저항성을 나타낸다.

열충격 단백질의 샤페론 기능은 평상시의 세포도 이용하고 있고, 합성 직후의 미성숙한 단백질에도 결합하여 그들의 고차구조 형성, 세포 내 수송, 세포 내 소기관의 막투과성 등에서 중요한 역할을 맡고 있다.

따라서 대표적인 열충격 단백질은 고온이나 그 밖의 스트레스 조건하에는 없는 평상 상태의 세포가 생존하기 위해서도 필수적인 것으로 되고 있다.

열충격 단백질의 또 하나의 중요한 기능은 변성한 단백질을 분해한다는 것이다. 유비퀴논도 대표적인 열충격 단백질이지만 변성단백질에 공유 결합하여 프로테아솜(proteasome)에 의한 분해의 지표로서 작용하고 있다.

03 고주파 온열암 치료의 중요한 효과 2가지

• **열 효과** (Thermal Effect)

우리의 몸은 세포나 조직에 열이 올라갈수록 혈액량이 증가하지만 42°C가 넘는 경우에서는 오히려 혈관의 허탈(collapse)을 유도한다. 그로 인해 세포 내 구조가 바뀌고, 단백질의 변성이 생긴다. 특히 세포 주기 중 S기는 열에 매우 민감하다. 주로 암세포는 42°C에서 이런 과정이 일어나는 반면 정상세포는 44°C 이상에서 생긴다. 즉 암세포가 정상세포보다 열에 약한 것을 의미한다.

〈 열에 따른 신체 변화 〉

효과 \ 온도(°C)	38.5-40.5	40.5-41.5	41.5-44	〉44
혈액량	↑	↑↓	↓↓	↓↓↓
신생혈관	↓	↓	↓↓	↓↓↓
당 분해	=	↑	↑↑	?

효과 \ 온도(°C)	38.5-40.5	40.5-41.5	41.5-44	〉44
대사	↑↑	↑	↓	↓↓↓
산소포화도	↑↑	↑↓	↓	↓↓↓
조직 내 산성	=	↑	↑↑	↑↑↑
활성산소	=	↑	↑↑	↑↑↑
DNA 재생	↑	↑↓	↓	↓↓↓
생 에너지	=	=	↓	↓↓↓
조직 괴사	=	=	±	+++

• **전자파 효과** (Non-thermal Effect)

고주파 온열암 치료는 열 효과 이외에 전자파에 의한 효과도 가지고 있다. 즉 2가지 효능을 가지고 있는 셈이다.

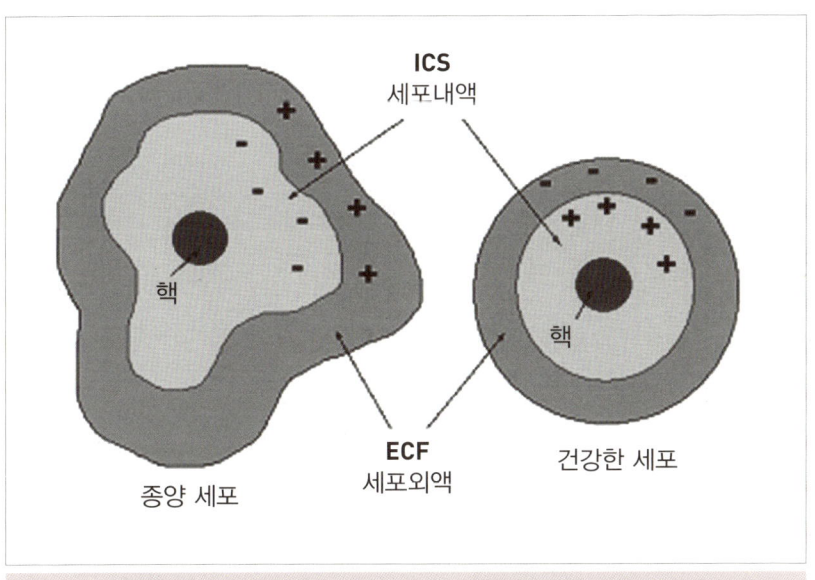

〈종양세포와 정상세포에서 세포 내·외액에서의 전극 차이〉

정상세포와 종양세포 사이에는 확인되거나 측정된 몇 가지 차이점이 있다. 주된 차이점은 전하(electric charge)이다. 정상세포는 대부분 내부는 양, 외부는 음의 전하를 띤다. 이러한 전하가 세포 내부와 외부의 전압 차를 만들어 낸다. 정상세포의 전압은 +70mV까지 존재하지만, 병이 있는 세포는 -30mV까지 존재한다. 이러한 전압의 차로 인해 세포 주위에 다양한 전자기장이 형성된다.

이와 비슷하게 세포 내부와 외부의 이온(Na, H, K, Ca, Cl)들도 그들의 전하에 따라 분포가 변하게 된다. 즉, 세포 외액 (extra-cellular fluids, ECF)의 구성이 서로 다르게 된다. 이로 인해 세포 외액(ECF)은 외부의 자극에 대해 서로 다른 반응을 보이게 되며, 이때 특정 주파수를 흡수하는 것이 중요한 특징이다. 정상세포 주변의 세포 외액은 100MHz 정도의 주파수를 흡수하고 그 주파수와 동시에 진동(공명)한다.

반면에 종양세포의 세포 외액은 10~15MHz의 주파수를 흡수하기 때문에 두 전극을 통해 이러한 주파수를 몸에 전달시키면 종양세포의 세포 외액에 선택적으로 영향을 줄 수 있다. 바꾸어 말하면 암 주위에 13.56MHz(초당 13,560,000회 진동)의 주파수를 주면 암세포만 진동하여 가열되는 반면 정상세포에는 영향을 미치지 않는다.

세포는 세포의 내부와 외부의 온도 차이(DT)가 $0.01°C$만 나도 세포대사에 영향을 미치거나 멈출 수 있을 뿐만 아니라 단백질 변성을 초래하여 암세포를 사멸시킬 수 있다.

또한, 치료 중의 전기적 삼투압 효과(electro-osmotic effects)로 인해 세포질의 수압이 올라가게 되고 세포벽에는 열 역학적 압력(thermo-dynamic pressure)이 가해진다. 게다가 세포 내의 이온 이동에 의해 압력이 증가하는데 이로 인해 세포막이 불안정해지고 파괴된다. 그러므로

13.56MHz의 주파수가 주어지면 일련의 단계적인 반응이 야기되어 결국 종양세포가 파괴된다.

  종양세포와 정상세포의 또 다른 차이점은 전기적 특성에 있다. 종양세포는 상대적으로 낮은 전기 저항, 높은 전도율, 높은 음의 극성을 가진다. 특히 셀시우스 온열암 치료 기계는 두 전극 사이에 균일하게 높은 전기장을 형성시킨다. 종양세포의 전기 저항이 낮기 때문에 전류는 종양세포 쪽으로 많이 흐르게 되고 전하와 기능적 상태에 영향을 주게 된다. 열전기적 전류(Thermo-electrical current)는 세포막의 전위를 매우 감소시키며, 그 결과 세포막을 불안정화시켜 종양세포가 죽음에 이르게 된다.

04 고주파 온열암 치료 효과를 높이려면…

• **온열암 치료의 종류**

온열암 치료의 종류는 크게 3가지로 ▶안테나형(Antenna Systems) ▶마그네틱형(Magnetic-inductive systems) ▶전류형(Capacitative Systems)으로 나눈다. 이 중 국내에서 사용하는 것은 주로 전류형(Capacitative Systems)이다.

〈온열암 치료의 종류〉

	마그네틱 형	전류형	안테나형	
			근접 부위	깊은 부위
주파수(MHz)	0.005-1	5-45	60-200	200-2400
송신기	주위 공기	물 주머니	물 주머니	공기/ 이중 전자
초점	인위적	인위적/ 자동 조절	인위적	인위적
상호작용	주입된 마그네틱 물질	양측 전자 소실	전자-마그네틱의 방해	전자-마그네틱의 흡수
침습여부	침습성	비침습성	비침습성	비침습성
투과도	제한 없음	5-20cm	3-6cm	0.1-3cm
부작용	침습성 정도에 따른 문제	지방조직 괴사 피부 화상	깊은 부위 괴사	깊은 부위와 표피 괴사
효능	0.3%	15-22.5%	3.45-15%	3.45%

• 온열암 치료 효과를 상승시키려면…

온열암 치료의 효과를 극대화시키기 위해서는 암세포 내 산도는 낮추고, 산소 공급을 최대한 줄이는 것이 필요하다. 따라서 본격적인 온열암 치료를 시작하기 전에 간단한 처치 과정 하나를 거쳐야 하는데, 전 처치 과정은 특수 수액과 약물을 투여하는 것이다. 특수 수액은 종양 세포내 pH를 감소시키는 것으로 온열암 치료 과정 동안 정맥주사 한다. 또한 약물은 온열암 치료로 인해 생기는 열 내성을 막아주는 것으로 온열암 치료 과정 중에 매일같이 복용하는 것이다. 온열암 치료는 주 2-3회, 한 번에 50-60분 정도 실시한다. 온열암 치료의 적용 방법은 일반적으로 인정되는 의학적 가이드라인이나 권고안을 따른다.

〈온열암 치료 효과를 상승시키는 방법〉

1. 종양의 깊이가 얕은 것을 우선적으로 처치한다.
2. 체내 지방의 양을 먼저 줄이도록 한다.
3. 종양세포 산성도를 낮추도록 한다.
4. 종양세포 내 저산소증을 유발한다.

〈온열암 치료 적용 범위〉

1. 원발 종양 혹은 전이성 종양 (예, 간, 비장, 신장, 폐, 난소암 등)
2. 장관의 종양
3. 골반부의 종양
4. 두부 혹은 후두의 종양
5. 원발성 혹은 전이성 뇌종양
6. 유방암 · 유방암의 국소 재발
7. 전립선암
8. 흑색종
9. 피부표면의 종양 (superficial tumors)

〈온열암 치료시 금기사항〉

1. 치료 부위에 금속 물질이 삽입되어 있는 환자
2. 치료 부위에 화상이 있는 환자
3. 골수 이식을 받은 환자
4. 치료 부위에 장루가 있는 경우

〈온열암 치료시 주의를 요하는 경우〉

1. 간질이 있는 환자
2. 중풍 등의 원인으로 인해 온도에 대한 인지가 잘 안 되는 환자
3. 의사소통에 장애가 있는 환자

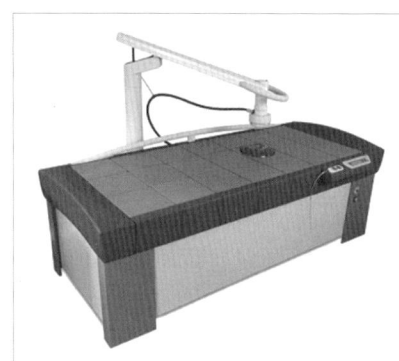
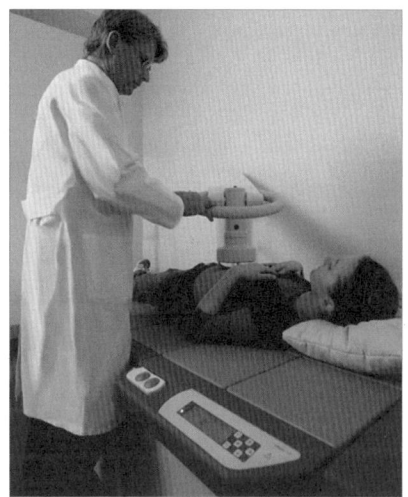
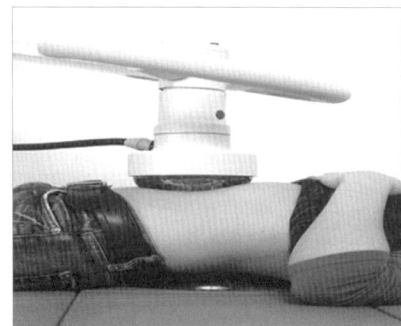
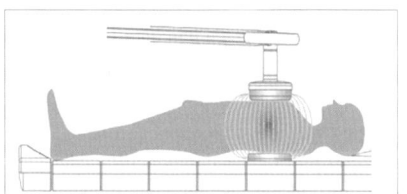

〈온열암 치료기〉

- **셀시우스(Celsius) TCS(Thermo-Cancer-Select)**

  셀시우스 TCS 시스템은 13.56MHz의 라디오 주파수(radio frequency)를 이용하여 종양세포를 선택적으로 파괴하기 위한 것으로, 2006년 독일에서 개발된 가장 최근의 장비이다. 이 방법에서 환자는 두 개의 활성 전극 사이에 놓이는 절연체(dielectric)가 되며, 공명 진동 회로(resonant oscillating circuit)의 일부분이 된다. 조직 내에서 열역학적 용량성 효과(capacitive thermodynamic effect)에 의해 전자기적 전류와 열이 발생한다.

- **종양세포에 대처하는 온열암 치료 효과**

  온열암 치료는 종양세포의 특성에 근거하여 다음과 같은 효과를 가지고 있다.

  1. 종양세포에 대해 초점이 자동적으로 조절이 된다.
  2. 종양세포는 열에 민감하기 때문에 치료 기기가 종양세포 내 온도를 충분히 올려주어 종양세포를 직접 파괴한다.
  4. 종양세포의 세포막을 불안정한 상태로 유도하여 암세포가 쉽게 괴사나 자멸하게 만든다.
  5. 세포의 혐기성 대사(anaerobic metabolism)를 활성화시킨다.
  6. 전자기장 유도를 통해 세포 구조의 매개체와 세포간의 소통을 방해한다.
  7. 통증 수용기를 차단하여 암성 통증을 경감시킨다.
  8. 종양세포가 면역세포에 노출되도록 세포막을 재분극이나 과분극시킨다. 또한 면역세포를 자극하여 면역력을 증강시킨다.
  9. 세포간질액의 전자기장에 영향을 줌으로써 세포막에서 Ca^{++}/Na^+와 같은 이온의 흐름이 발생하고 종양세포의 산도가 변하게 되는

데 지속적인 산도의 변화는 세포 내부의 산성화를 야기시킨다.

<온열암 치료의 주된 작용>

1. 열에 의한 직접적인 종양의 괴사
2. 정상 조직에서의 혈류량 증가
3. 종양 조직에서의 혈류 감소 및 영양분의 고갈
4. 혐기성 대사 유도로 인한 암세포 괴사
5. 방사선과 항암제의 반응도 상승
6. 항암제와 방사선에 대한 저항성의 극복
7. 열충격 단백질 (HSP: Heat Shock Protein) 생성
8. 표면 노출 증가로 인한 면역반응의 증가
9. 암세포 내 모세혈관의 작은 혈전 형성(신생혈관 형성 억제)
10. 통증의 경감
11. 삶의 질 향상

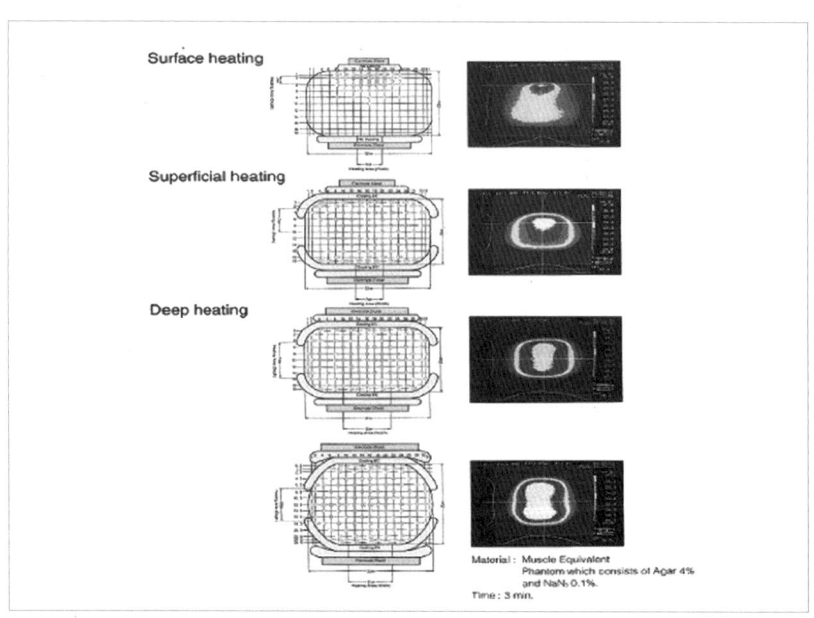

고주파 온열암 치료 방법 6가지

• **온열암 치료만 하는 경우**

온열암 치료의 효과는 암세포의 특징도 중요하지만 치료 동안 얼마나 효과적으로 온도를 올리느냐에 달려있다. 온열암 치료 단독으로 할 경우는 치료에 제한이 될 뿐만 아니라 암 크기가 작고, 가능한 피부에 가까울수록 효과적이다. 온열암 치료로도 효과를 얻을 수 있지만 단독 요법보다는 가급적 다른 치료와 병행할 때 효과가 더욱더 좋다.

• **온열암 치료와 방사선 치료를 병행하는 경우**

온열암 치료는 방사선 치료와 병행하였을 때 치료 효과를 가장 극대화시킬 수 있다. 방사선 치료의 1차적 기전은 활성산소 생성에 의해 암세포의 DNA를 공격한다. 그러나 암세포에 산소가 부족하고, pH가 낮으며, 세포주기가 S기인 경우에는 방사선 치료 효과가 떨어진다. 온열암 치료를 병행한 경우 암세포나 조직에 열이 가해지면 혈류량

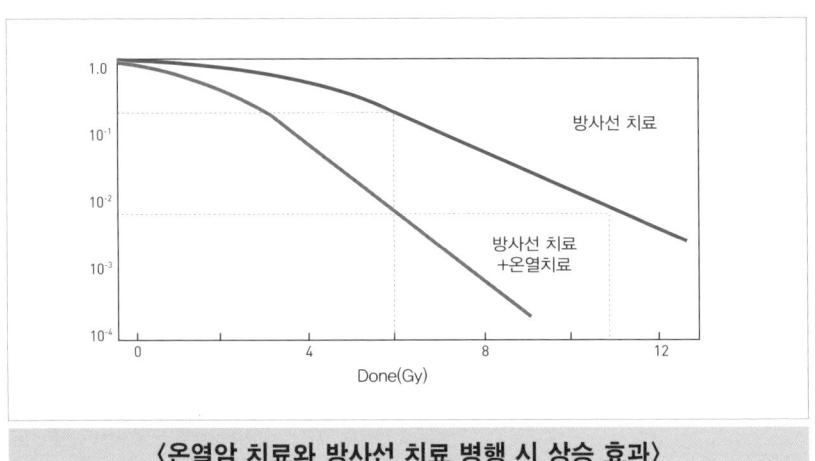

〈온열암 치료와 방사선 치료 병행 시 상승 효과〉

이 증가하고, 산소 포화도가 상승하게 되어 방사선 치료에 효과적이다. 또 다른 효과는 열에 의해 활성화 되는 열충격단백질(HSP)의 분비로 암세포의 DNA 재생 기전을 억제시키는 것이다. 즉, 온열암 치료는 세포독성 방사선 치료 효과를 증가시킬 뿐만 아니라 DNA 재생도 방해한다.

Van der Zee 등의 연구에 의하면 방사선 치료만 한 경우보다는 온열암 치료를 병행하였을 때 치료 반응과 치료 효과가 더욱더 높은 것으로 나왔다. 오늘날 온열암 치료는 방사선 치료에 가장 효과적인 병행 치료법이라 할 수 있다.

• **온열암 치료와 항암제 치료를 병행하는 경우**

항암제 치료와 온열암 치료를 병행할 경우에도 상승 효과를 보이는 것으로 나왔다. 그 이유는 온열암 치료가 직접 암세포를 죽일 뿐만 아니라 세포막의 투과도를 높여 항암제가 암세포로 들어가는 양을 증

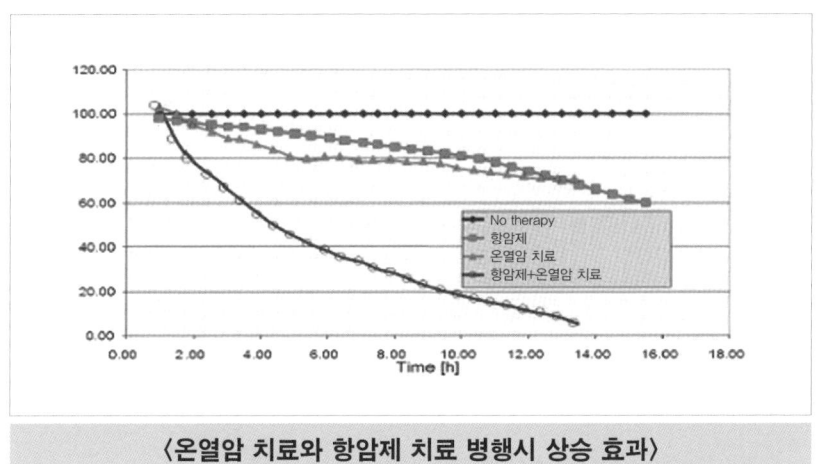

〈온열암 치료와 항암제 치료 병행시 상승 효과〉

가시켜 항암제의 효과를 배가시키기 때문이다. 이것은 온열암 치료가 선택적으로 정상세포의 투과도에는 변화를 주지 않는 반면 암세포에만 변화를 주기 때문에 온열암 치료와 항암제 치료를 병행하는 경우 상승 효과를 보이는 것으로 보고 되어왔다. 특히 미토마이신 C, 시스플라틴, 옥살리플라틴, 독소루비신, 블레오마이신 등의 항암제가 온열암 치료와 병용 시 더욱더 효과적인 것으로 보고되었다.

• **온열암 치료와 항암제-방사선 치료를 병행하는 경우**

온열암 치료 시 항암제-방사선 치료와 함께 병행 치료를 할 경우에도 상승 효과가 있는 것으로 나왔다. 이들 연구에 대해 2001년도 Falk와 Issels에 의해서 광범위한 리뷰 저널이 나왔고, 2007년 Bergs 등은 다양한 상승 작용에 의해 더욱더 좋은 효과가 나온다고 발표하였다. 이러한 기존의 암 치료법에 온열치료를 병행하는 경우에 높은 암 치료 효과가 나타나는 것은 온열치료로 인해 항암제와 방사선 치료가 암세포에 효과적으로 전도되기 때문이다.

• 온열암 치료와 면역 치료를 병행하는 경우

그동안 이미 많은 연구결과들을 통해 온열암 치료는 항암 면역 반응을 증가시키는 데 효과적인 것으로 나왔다. 또한 기존의 면역치료(NK세포 치료/ 이뮨셀 치료/ 자닥신/ 미슬토/ 수지상 세포 치료 등)와 온열암 치료를 병행할 때 더욱 상승 효과를 나타내는 것으로 보고되었다.

• 온열암 치료와 유전자 치료를 병행하는 경우

온열암 치료와 유전자 치료를 병행할 경우 이식 유전자 발현(transgene expression)을 유도할 수 있다. 특히 유전자 치료는 암 치료의 효과를 높이기 위해서 정상세포에는 손상을 주지 않고 암세포에만 특이적으로 작용을 하는 특징을 갖고 있으나 현재까지 임상적으로 인정된 자료는 없다.

06 고주파 온열암 치료 **임상**으로 밝혀진 현재의 **사실들**

• **방광암일 때 – 재발률 59% 감소**

방광암 환자에서 항암제 치료만 한 경우와 항암제와 온열암 치료를 병행한 경우를 비교하였다. 그 결과 항암제와 온열암 치료를 병행한 경우 항암제 치료만 한 경우에 비해 재발률이 59%나 감소하였다. 또한 방광을 살리는 경우도 87.6%로 병행 치료가 더욱더 효과적이었다. 그 외에도 10년 생존율 비교에서도 병행 치료는 53%인 반면 항암제 단독 치료는 15%밖에 되지 않았다.

• **유방암일 때 – 치료 효과 38~56% 높임**

유방암이 피부에 재발하거나 피부에도 암이 있는 경우 예후는 매우 나쁘다. 이 경우 온열암 치료를 병행하면 치료 반응뿐만 아니라 암 생존율도 증가한다. Jones 등의 보고에 의하면 유방암 환자에서 방사선 치료만 한 경우는 42.3%가 완전 관해(일시적이건, 영속적이건 자타각적 증상이 감소한 상태)가 된 반면, 방사선 치료와 온열암 치료를 병행한 경우는 66.1%가 완전 관해가 되었다.

또한 van der Zee 등의 보고에서도 방사선 치료만 한 경우는 65%가 완전 관해가 된 반면, 방사선 치료와 온열암 치료를 병행한 경우는 90%가 완전 관해가 되었다. 즉 병행 치료가 방사선 단독 치료보다 38%-56%나 치료효과를 올리는 것으로 나왔다.

유방암 환자에서 방사선 치료와 온열암 치료를 병행하는 것은 치료 효과도 좋을 뿐만 아니라 부작용도 거의 없어 안전한 치료 방법이라 할 수 있다. 또한 항암제 치료도 비슷한 결과를 보였다. Zagar 등의 보고에 의하면 유방암 환자에서 수술 전에 항암제 치료만 한 경우보다는 수술 전 항암제와 온열암 치료를 병행한 경우 수술 후 완치율이 더 높았다고 한다.

• 식도암일 때 - 1년 생존율 79% 증가시킴

식도암은 예후가 매우 나쁜 암으로 잘 알려져 있으며, 수술만 한 경우 2년 생존율이 33-44%밖에 되지 않는다. 그러나 온열암 치료를 병행한 경우 완치율뿐만 아니라 생존율도 증가하는 것으로 나왔다. Hulshof 등의 보고에 의하면 수술과 더불어 항암제, 방사선 치료, 온열암 치료를 병행한 경우 1년 생존율이 79%, 2년 생존율은 57%, 3년 생존율은 54%로 증가하였다. 연구자들은 수술 전 항암제, 방사선 치료와 더불어 국소 온열암 치료를 하는 것이 암을 효과적으로 제거하고, 생존율을 높이는 데 도움이 되었다고 하였다.

식도에 1차성 악성 흑색종을 가진 환자의 경우는 치료가 매우 제한되어 있다. 특히 수술이 불가능한 경우에는 완치를 기대하기 매우 힘들다. 그러나 2010년도에 Hulshof 등은 이들 환자를 성공적으로 치료한 사례를 발표하였다. 식도에 생긴 흑색종으로 인해 음식물 넘기기가 힘든 2명의 환자에게 방사선 치료와 더불어 온열암 치료를 병행하였다. 그 결과 암이 완전히 없어졌으며, 임상적으로나 내시경적 검사상으로 이상 소견을 보이지 않았다.

• 자궁경부암일 때 - 생존율 20%에서 37%로 높임

자궁경부암 치료에서 방사선 치료만 하는 경우보다는 온열암 치료를 병행한 경우에 더욱더 효과적이다. Franckena 등의 보고에 의하면 12년간 추적 관찰한 결과 방사선 치료만 받은 경우는 생존율이 20%인 반면, 온열암 치료를 병행한 경우는 37%로 나왔다.

• 난소암일 때 - 항암제 투과도 높여 효과 극대화

난소암은 진단이 어려운 암으로 대부분 진단 당시 이미 암이 많이 진행되어 있다. 그로 인해 치료 결과도 나쁠 뿐만 아니라 재발도 잘한다. 난소암 환자에서 온열암 치료는 단독으로서의 효과보다는 항암제의 암세포 내 투과도를 높여 세포 내 항암제의 농도를 올림으로써 그 효과를 극대화시키는 것이다.

• 두경부암일 때 - 완치율 95.6%로 높임

최근까지 두경부암 환자에서 온열암 치료 사용이 림프절에만 제한되어 왔었다. 그러다가 2010년 Paulides 등에 의해서 처음으로 임상 결과가 보고되었고, 그 후 2011년 Hau 등의 연구에 의하면 두경부암 환자에서 방사선 치료와 온열암 치료를 한 경우 완치율이 95.6%인 반면, 방사선 치료만 한 경우는 81.1%로 나왔다. 즉 병행 치료가 방사선 치료 단독보다 효과가 더욱더 좋았다.

• 폐암일 때 - 병행치료시 47.5% 효과

비소세포암은 전체 폐암의 80%를 차지하며, 일반적으로 항암제 치료에 반응을 잘 보이지 않는 예후가 나쁜 암이다. Shen 등은 비소세포암 환자를 대상으로, 한 군은 항암제 치료(젬사이타빈과 시스플라틴)만 하고, 다른 한 군은 항암제 치료와 온열암 치료를 병행하였다. 병행 치료를 한 군은 완전 치료된 경우가 1명, 부분 치료된 경우가 18명, 변화가 없는 경우가 18명, 암이 진행된 경우가 3명으로 나왔다. 즉 19명(47.5%)에게서 효과가 있는 것으로 나왔다.

반면에 항암제만 단독 치료를 한 군은 완전 치료된 경우가 0명, 부분 치료된 경우가 17명, 변화가 없는 경우가 19명, 암이 진행된 경우가 4명으로 나왔다. 즉 17명(42.5%)에게서 효과가 있는 것으로 나왔다. 결론적으로 항암제 치료만 한 경우보다는 온열암 치료와 병행 치료를 한 경우가 더욱더 효과적이었다($p < 0.05$). 또한 두 군간 부작용의 차이는 없었다.

• 대장암일 때 - 2년 생존율에 긍정적 효과

수술은 직장암의 가장 확실한 치료법이다. 국소적 진행성 암인 경우에는 국소 재발률이 높고 예후도 나쁘다. 수술 전후로 항암제나 방사선 치료를 하는 것이 예후에 좋다. 최근에는 온열암 치료도 도움이 되는 것으로 나왔다.

1990-2007년 사이에 진행된 6개의 임상연구를 조사한 자료를 보

면 방사선 치료만 한 경우에 비해 방사선 치료와 온열암 치료를 병행한 경우, 2년 후 생존율이 더 좋은 것으로 나왔다. 그러나 3-5년 생존율에는 차이가 없었다.

• 피부암일 때 - 완전 치료 효과 65%로 증가

악성 흑색종은 드물지만 예후가 나쁜 암이다. 수술을 제외한 가장 많이 하는 치료법이 방사선 치료이다. 악성 흑색종 환자에서 방사선 치료만 한 경우는 완전관해가 35%인 반면 방사선 치료와 더불어 온열암 치료를 병행한 경우는 65%나 높게 나왔다. 또한 2년 생존율도 방사선 치료만 한 경우는 28%인 반면 병행 치료를 한 경우는 46%나 나왔다.

• 육종일 때 - 재발하지 않을 확률 76%로 나와

육종은 수술로 완전하게 제거가 되었다고 하더라도 국소 재발과 다른 부위 전이의 위험이 높다. 그래서 다양한 방법들이 제시되고 있다. 2011년 Lindner와 Issels의 보고에 의하면 재발의 위험이 높은 고위험군의 육종 환자를 대상으로, 한 군은 항암제 치료만 하고 다른 군은 항암제 치료와 온열암 치료를 병행하였다. 그 후 2년째 재발이 없는 것을 확인한 결과 항암제 치료만 한 경우는 61%, 항암제와 온열암 치료를 병행한 경우는 76%로 나왔다. 또한 암이 없는 시기도 항암제 치료만 한 경우는 18개월인 반면, 항암제와 온열암 치료를 병행한 경우는 32개월로 나왔다. 즉 항암제와 온열암 치료를 병행한 경우가 항암제 치료만 한 경우보다 더욱더 효과적이다.

07 고주파 온열암 치료로 효과 본 **임상 사례들**

CASE 1 유방암(40세, 여자)

40세 여자 환자는 유방암과 목 주위 림프절 전이의 소견이 있었다. 그녀는 1차적으로 항암제 치료를 시행한 후에 수술을 하기로 결정하였다. 항암제 치료와 더불어 고주파 온열암 치료를 동시에 시작하였다. 그 결과 온열암 치료를 받은 부위의 종양만 감소하는 소견을 보였다.

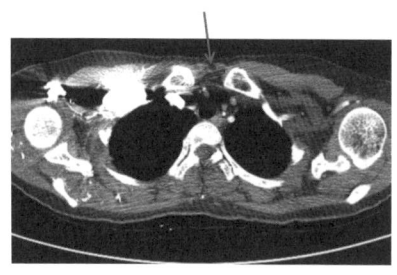

치료 전

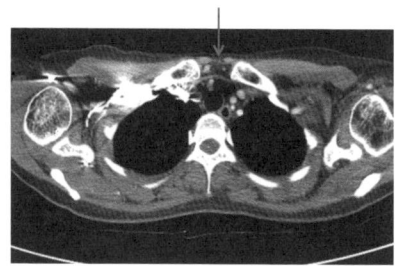

치료 후

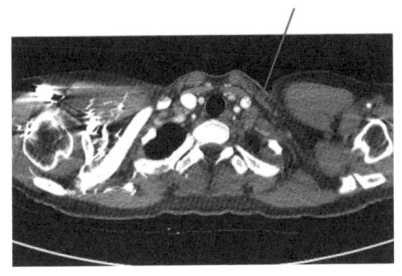 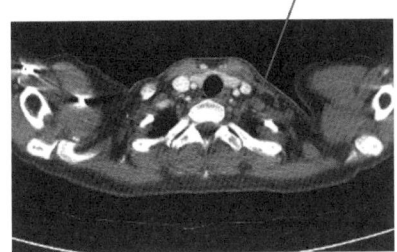

치료 전 　　　　　　　　　　치료 후

CASE 2 폐암(77세, 여자)

77세 여자 환자는 최근 몇 달 전부터 우측 어깨 부위에 통증이 있어서 검사한 결과 폐암으로 나왔다. 고령이라 항암제 치료를 포기하고, 표적치료제인 이레사를 복용하였다. 그와 더불어 온열암 치료를 병행한 결과 한 달 후 찍은 흉부 사진에서 눈에 띄게 암이 감소한 것을 확인할 수 있었다.

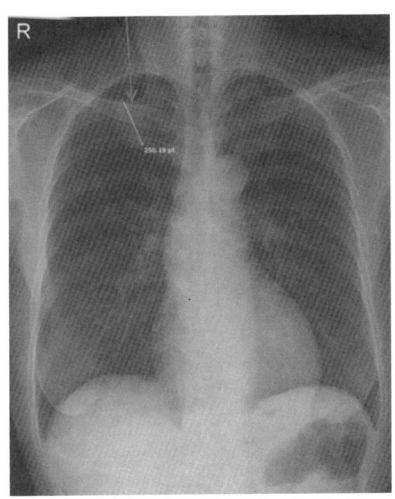 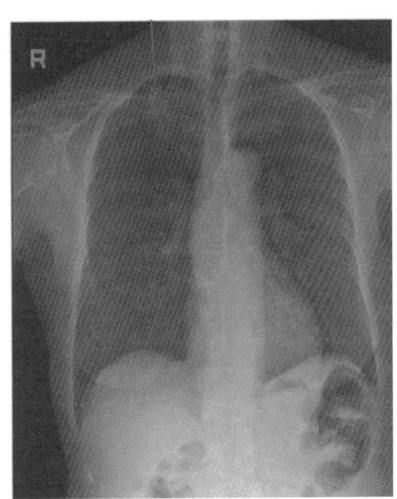

치료 전 　　　　　　　　　　치료 후

CASE 3 담도암(48세, 남자)

48세 남자는 2011년에 간과 횡격막에 다발성 전이암 소견이 보여 항암치료(옥살리플라틴과 젤로다)를 하였다. 그 결과 6개월 만에 암이 모두 사라져 일단 항암제 치료를 중단하였다. 그러나 6개월 만에 횡격막에 암이 다시 생겨 항암제 치료(이리노테칸, 류코보린, 얼비툭스)를 6개월간 실시하였지만 변화가 없었다. 그래서 노발리스로 방사선 치료를 하였으나 암이 더 커지고, 간에 새롭게 암이 발견되었다. 방사선 치료도 실패하여 마지막으로 아바스틴을 사용하였다. 아바스틴 9차까지는 암이 약간 진행되는 소견을 보여 본 병원에서 셀시우스로 온열암 치료를 실시하였다. 그 이후에 암 크기가 줄어든 것을 확인할 수 있었다.

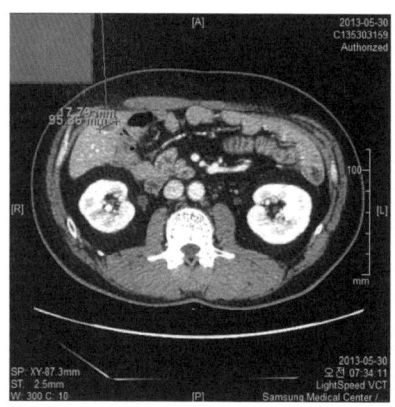 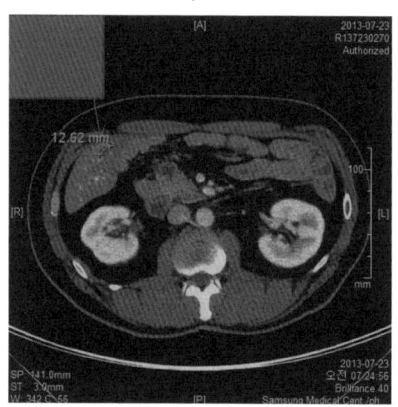

치료 전 : 암 크기 17.79mm   치료 후 : 암 크기 12.62mm

CASE 4 위암(47세, 남자)

47세 남자는 위암 4기로 항암제 치료와 더불어 고용량 비타민 C 치료를 받고 암세포가 감소하여 수술을 받았다. 6개월 후 좌측 목 부위에 림프절이 잡혀 검사한 결과 위암이 전이된 것으로 진단되었다. 그래서 그 부위에 고주파 온열암 치료를 10회 받았다. 그 결과 암의 크기가 눈에 띄게 감소하였다.

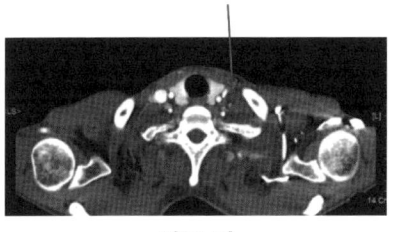 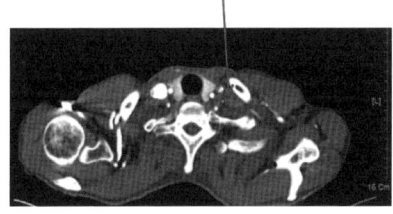

치료 전   치료 후

CASE 5　폐암(44세, 남자)

44세 남자는 평상시 건강하게 지내다가 최근에 허리 통증과 호흡곤란 증상이 있어서 병원에 내원하였다. 혈액검사, PET-CT 등 다양한 검사를 시행한 결과 폐암으로 나왔다. 이미 뼈 전이를 동반하였다. 그로 인해 허리 통증과 걸음걸이 이상도 있었다.

그는 항암제 치료와 더불어 방사선 치료, 고주파 온열암 치료, 고압산소 치료, 고용량 비타민 C 치료, NK세포 면역 치료를 받았다. 그 결과 2개월 만에 암이 눈에 띄게 없어졌다.

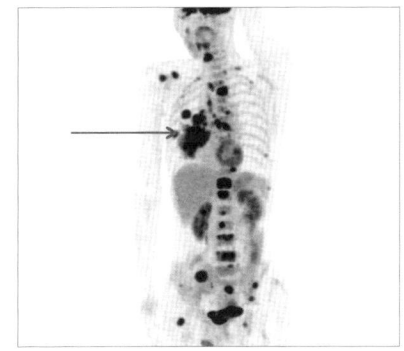 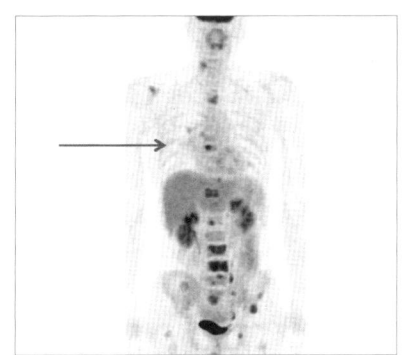

치료 전   치료 후

"대부분의 사람들은 사회에 순응하며 자신을 적응시키지만
일부 사람들은 사회에 적응하지 못하며 사회를 오히려 자신에 적응시키려고 한다.
사회는 이런 비적응자에 의해서 발전되었다."

-라이너스 폴링-

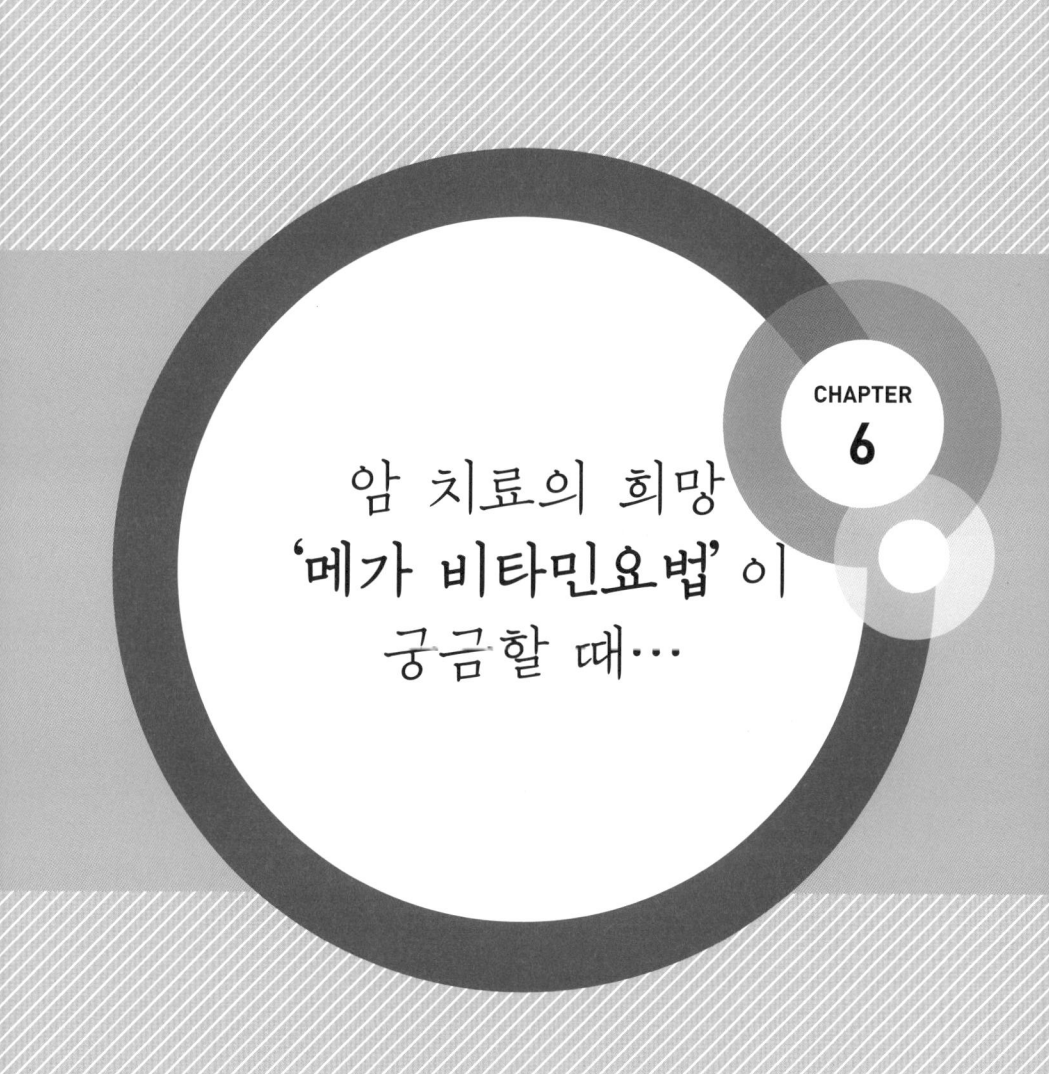

CHAPTER 6

암 치료의 희망
'메가 비타민요법'이
궁금할 때…

01. 소리 없이 인기~ 메가 비타민 치료란?

암환자가 가장 많이 하는 대체의학 치료 중 하나가 비타민 치료다. 현재까지 증례를 통해서 그 효과가 검증되었으며, 많은 암 환자들이 효과를 보고 있다.

외국의 자료에 의하면 암 환자에서 보여지는 비타민 C의 암을 죽이는 효과는 10%이지만 환자들의 삶의 질 호전은 77%, 면역기능 증진은 71%, 생명 연장은 62%, 증상 호전은 44%를 보인다고 보고되고 있다.

그러므로 비타민 치료는 암 환자가 반드시 받아야 하는 치료 중 하나다. 물론 우리가 말하는 적극적인 항암치료의 방법에는 못 들어가지만 그렇다고 포기할 수 있는 치료는 아니다.

사람들은 비타민 치료를 하는 의사들에게 호기심 반 의심 반으로 접근을 한다. 그리고 일부 사람들은 다음과 같이 말한다. "만약 비타민이 그렇게 좋다면, 자연 치유 능력이 그렇게 뛰어나다면, TV에 나오

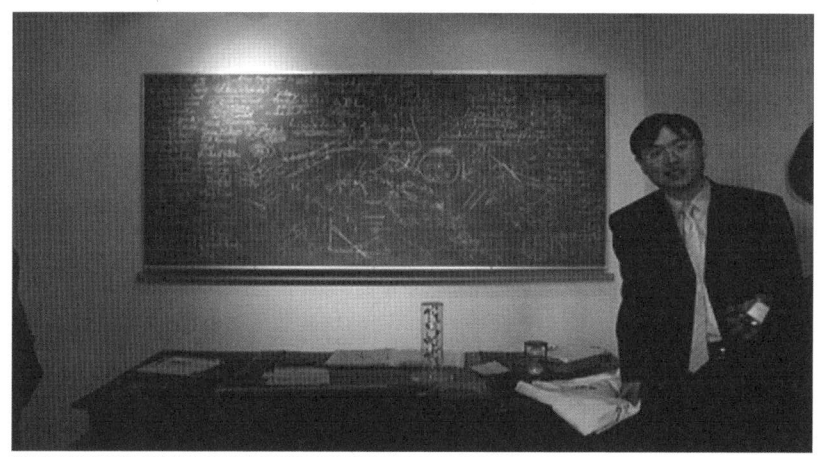

〈 라이너스 폴링 박사가 쓴 칠판〉

는 의사들이나 우수 대학병원 교수들은 왜 그렇게 말하지 않습니까?" 그것은 건강에 대한 우리들의 철학과 사고가 그 분들과 다르기 때문이다.

비타민 치료는 1940-1950년대부터 암 치료에 사용되어 왔다. 벌써 반세기의 시간이 지났음에도 아직까지 찬반 논란이 계속되고 있다. 지금으로부터 30여 년 전 생화학과 화학의 권위자인 라이너스 폴링과 유안 카메론은 비타민 C의 항암작용을 학술지에 실으면서 본격적으로 기존의 의학에 접근하려는 시도를 하였다. 그러나 1985년에 메이요크리닉의 모텔 박사는 말기암 환자에게 사용하여 효과가 없는 것으로 발표하면서 의학계에서는 의미 없는 치료로 간주하였다.

그러나 1994년 휴 리오단 박사는 다시 비타민 C의 항암작용을 거론하기 시작하면서 비타민 C는 주사를 줄 경우에만 충분한 항암 효과를 나타낼 수 있다고 제시하였다. 라이너스 폴링의 연구와 모텔 연구의 가장 큰 차이점은 경구와 주사인 투여 방법의 차이이다. 즉 모텔 박사는 경구 투여만을 했기 때문에 효과를 못 얻은 것이고, 라이너스 폴링은 경구 투여 전 주사제를 사용하였기 때문에 효과를 얻은 것이다.

그 후 2004년도 이후로 미국 NIH의 마크레빈은 여러 논문을 통해서 주사요법이 필요한 이유와 왜 비타민 C가 항암 효과를 갖는지를 설명하였다. 즉, 비타민 C를 경구로 아무리 많이 투여해도 충분한 혈중 농도로 올라가지 못하는 반면 주사로 투여할 때만 충분한 혈중 농도로 올라갈 수 있다.

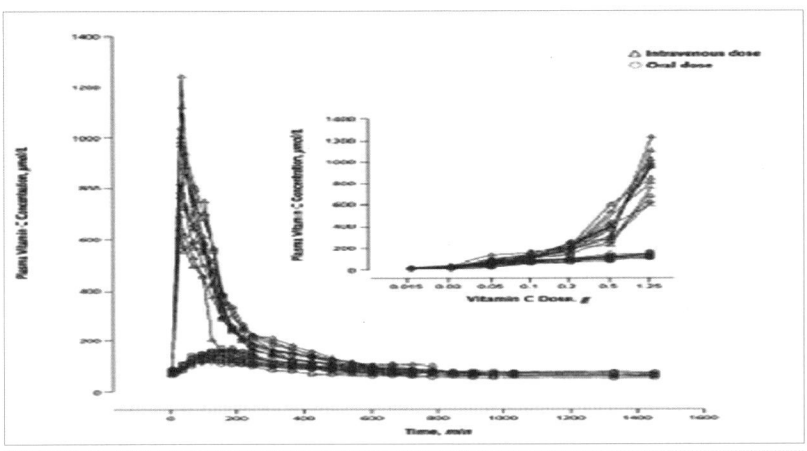

Padayatty SJ, Sun H, Wang Y, Riordan H, Hewitt SM, Katz A, Wesley RA, Levine M. Vitamin C Pharmacokinetics: Implications for Oral and Intravenous Use. Annal of Internal Medicine. 2004: 140(7): 533-7

02 알면 알수록 놀라운 비타민 C의 작용기전

암환자의 경우 정상인에 비해 비타민 C 농도가 낮다. 특히 수술이나 방사선 치료, 항암제 치료를 받을수록 비타민 C 농도는 더욱 더 낮아진다. 그러므로 암이 있거나 암 치료 중인 환자들은 외부로부터 비타민 C를 보충 받아야 한다. 비타민 C가 암세포에 작용하는 기전은 크게 네 가지로 나뉜다.

첫째, 항산화 작용이다. 비타민 C는 강력한 환원 효소이며, 활성산소 포착제 중 하나다. 비타민 C는 불안정한 산소, 질소, 설파 활성산소를 감소시키는데, 이것이 혈중에 있는 활성산소에 대한 1차적인 방어로 작용한다. 그래서 혈중 지방이 과산화되는 것을 막아 세포막을 보호하며, 비타민 E를 재생하는 기능도 가지고 있어 비타민 E와 더불어 세포막을 보호하는 이중 효과를 가진다.

둘째, 과산화수소(H_2O_2)의 생성이다. 혈액 내 아스코르빈산(ascorbic acid: 환원형의 비타민 C)은 여과 과정을 통해 수동적 이동으로 암세포로 직접

들어가고, 산화된 디하이드로-아스코르빈산(dehydro-ascorbic acid: 산화형의 비타민 C)은 글루코오스 이동 통로를 통해 능동적 방법으로 암세포로 들어간다. 암세포로 들어간 디하이드로-아스코르빈산은 GSH에 의해 다시 아스코르빈산이 되며, 그 과정에서 과산화수소가 생성되는데 이때 생성된 과산화수소가 암세포의 괴사를 유발시킨다.

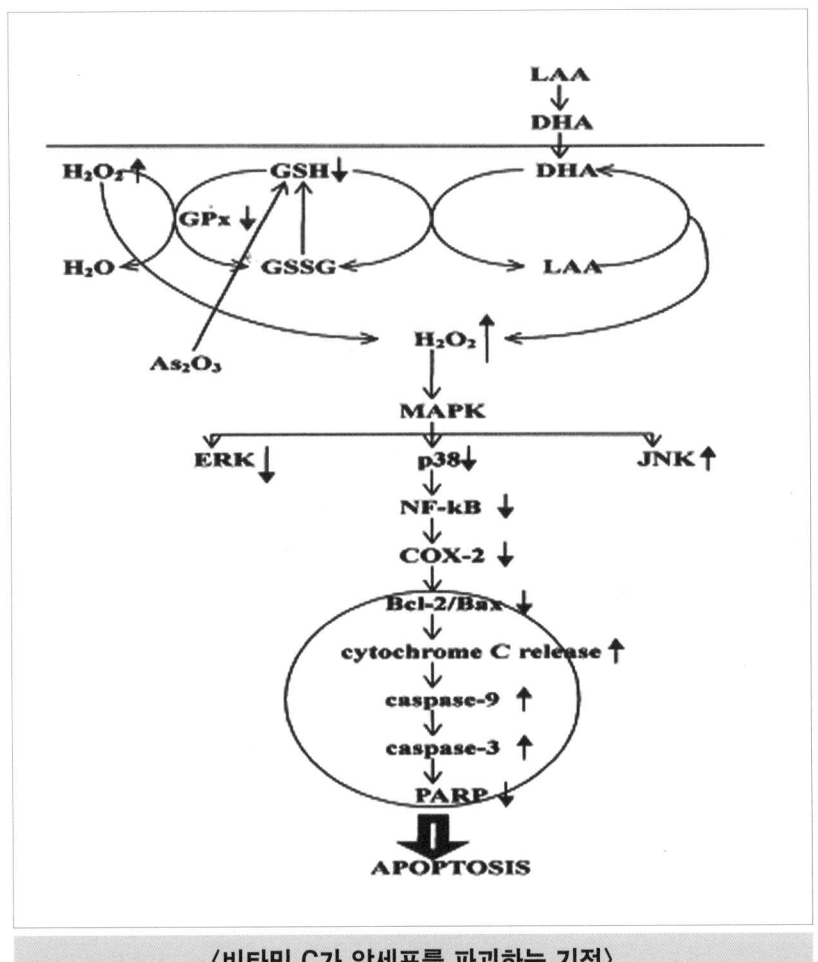

〈비타민 C가 암세포를 파괴하는 기전〉

과산화수소의 작용을 막는 것이 카탈라제(catalase)라는 효소이다. 이것은 암세포에 비해 정상세포에서 10-100배 이상 많다. 또한 정상세포보다 암세포에서 비타민 C 농도가 3배 이상 높으며, 비타민 C는 카탈라제의 형성을 억제한다.

리오단 박사는 순차적으로 고용량의 비타민 C 정맥주사 요법을 하는 환자의 혈액을 채취하여 이 농도가 시험관 내에서 암세포를 죽일 수 있는 농도에 도달하는지를 보았다. 혈중 농도가 400mg/dl이면 대부분 종류의 암세포를 죽일 수 있음을 발견하고는 사실상 400mg/dl 농도가 적당하다고 보고하였다.

셋째, 콜라겐(collagen) 합성이다. 암세포는 주위 조직을 직접 침범하는 능력을 가지고 있다. 만약 암세포가 주위 조직을 침범하지 못하면 암세포 자체에 괴사가 일어나 파괴될 수도 있다. 암세포가 주위 조직을 침범할 때는 콜라겐 분해 효소를 분비하여 세포와 세포 사이에 붙어 있는 결합력을 파괴하기 때문에 세포들이 정상적으로 유지되는 것을 막는다. 그러니 비타민 C를 투여하면 암세포 주위에서 콜라겐 생성이 활발해져 세포들이 해리되는 것을 막아 암세포가 주위 조직으로 침범하지 못하게 한다.

넷째, 면역 기능 증강 작용이다. 면역체계가 효과적으로 일하기 위해서는 비타민 C가 반드시 필요하다. 면역 기전은 다양한 방법으로 이루어지는 체액성과 세포성 매개 반응의 조합이다. 비타민 C가 이 두 가지 반응에 모두 관여하는 것은, 체액성 면역에는 비타민 C가 면역 글로불린 합성에 관여하고, 세포성 면역에는 림프구에 관계하기 때문이다. 추가적으로 비타민 C는 탐식작용과 인터페론 생산에도 관여하고 있다.

비타민 C는 암세포의 성장을 막고 파괴하는 기능을 가졌다. 이미 많은 연구에서, 비타민 C가 항암 효과를 갖는 객관적이고 과학적인 기전이 증명되었다. 즉 비타민 C는 암의 예방과 치료, 두 가지 모두에서 효과를 가지고 있다.

〈치료 전 검사〉

고용량의 비타민 C 정맥주사 요법을 하기 전에 다음 사항을 체크하여야 한다.
• 혈액검사(백혈구, 헤모글로빈, 혈소판, 간 기능, 신장 기능, 전해질, G6PD, 암 수치) • 요 검사 • 환자 체중 • 암의 진행 정도(조직검사, 컴퓨터단층촬영, 자기공명 영상, 골 스캔 등)

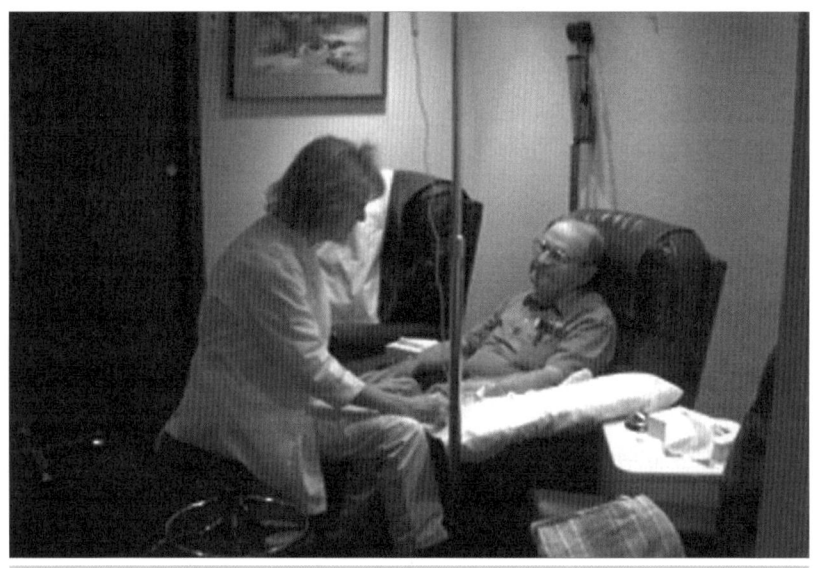

〈비타민 치료를 받는 모습〉

03 메가 비타민 치료는 이렇게~

고용량의 비타민 C 치료에서 많은 정맥 수액은 혈관 내가 고장액이 되면서 혈관통과 탈수 증상을 유발할 수 있다. 이때 수액의 주입 속도를 느리게 하고, 삼투압이 1200mOs/ml를 넘지 않도록 하면서 적당히 수분 공급을 해주면 큰 문제는 생기지 않는다. 일반적으로 고용량 비타민 C는 링거액이나 증류수에 희석해서 주입한다. 초기 용량은 비타민 C 10g을 수액 100cc에 섞어서 30분 동안 천천히 주입한다. 주입 시 부작용이 있는지를 세심하게 관찰한다. 주입 속도는 분당 1g을 넘지 않는 것이 좋고, 분당 0.5g의 속도로 주는 것이 바람직하나 환자의 상태에 따라 치료 방법과 용량에는 차이가 있다. 그리고 비타민 C 농도가 30g을 넘어가게 되면 삼투압 때문에 가급적 증류수에 섞어서 투여하는 것이 좋다.

① 주 치료

주 치료로 사용되는 경우는 말기암 환자나 더 이상 항암 치료 방법이 없는 환자들을 대상으로 한다. 치료 스케줄은 다음과 같다.

- 1주 : 하루 10g을 주 2회 주입
- 2주 : 하루 20g을 주 2회 주입
- 3주 : 하루 40g을 주 2회 주입
- 4주 : 하루 60g을 주 2회 주입
- 5주 이후 : 하루 1.5g/kg 용량으로 주 2회 주입

비타민 C의 투여로 항암 효과를 보기 위해서는 반드시 정맥 투여를 하되 일정 수준 이상의 농도가 오랫동안 혈중에서 유지되어야 그 효과를 기대할 수 있다. 오랫동안 혈중에서 고농도를 유지시키는 것은 매우 어려운 일이다. 하지만 위와 같은 용량과 스케줄로 주 2-3회 투여시 혈장의 농도를 400mg/dl 이상으로 유지시킬 수 있다. 비타민 C는 신장을 통하여 빠르게 배출되기 때문에 오랫동안 체내의 비타민 C 농도를 유지하기 위해서는 주입 속도를 빠르지 않게 적절히 유지시키는 것이 좋다. 또한 투여와 다음 투여 기간 동안 생겨날 수 있는 반동효과(rebound scurvy)를 막기 위해 주사를 맞지 않는 동안에도 하루 4g 이상의 비타민 C를 복용하도록 권장한다.

② 보조 치료

항암치료를 받고 있는 환자들을 대상으로 주 2회 비타민 C를 30g 사용한다. 이것은 항암치료로 생기는 부작용 등을 막아주고 일부 항암제의 효과를 높이는 결과를 가져온다. 비타민 C는 특히 시클로포스파미드, 빈블라스틴, 독소루비신, 5-FU, 프로카바진, 아스파라기나아

제, 시스플라틴, 탁솔의 효과를 증가시키고, 항암제에 반응이 없는 유방암 세포에서 독소루비신에 대한 저항성을 감소시킨다. 일각에서는 비타민 C의 항산화작용이 항암제의 효과를 저해한다는 견해가 있지만, 아직까지 비타민 C가 항암제의 작용을 감소시킨다는 보고는 없었다. 이것은 세포와 동물을 이용한 실험을 통하여 비타민 C가 항암제인 탁솔의 부작용을 감소시키고, 효과를 증가시키는 것을 확인하여 논문으로 증명된 바 있다. 또한, 방사선 치료를 받는 환자의 경우 비타민 C를 사용하면 방사선으로부터 정상 조직을 보호하고, 암에서는 방사선의 효과를 증가시킨다고 한다.

③ 예방 치료 · 암 재발 방지

비타민 C는 암 치료가 끝나 추적 관찰하는 환자나 암에 대한 가족력이 높은 환자에서 예방 목적으로도 사용되고 있다. 치료 방법은 주 2회 30g씩 2년간 정맥주사 하며, 그 후로는 1-2주마다 1회씩 30g을 3년 동안 정맥 투여하는 것이나. 단, 암 재발 가능성이 높은 사람은 50g 이상 투여한다.

- 1주 : 하루 10g을 주당 2-3회 주입
- 2주 : 하루 20g을 주당 2-3회 주입
- 3주 : 하루 30g을 주당 2-3회 주입

04. 메가 비타민요법의 놀라운 임상 사례들

베일오브레벤병원 환자의 임상 사례

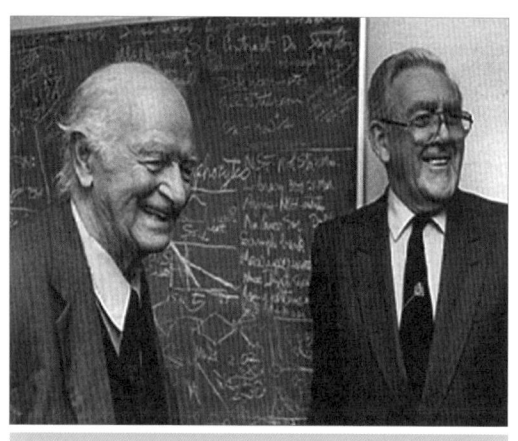
〈라이너스 폴링(좌측)과 유안 카메론(우측)〉

라이너스 폴링과 유안 카메론이 베일오브레벤병원에서 비타민 C로 치료한 말기암 환자들의 임상사례들이다.

CASE 1 소장의 림프육종에 효과를 본 사례

P씨는 오랫동안 스코틀랜드에서 식당을 운영한 70대 초반의 이태리 남자로, 체격은 풍만하고 성격은 매우 쾌활했다. 약 3년 전 그는 복통, 빈혈, 체중감소로 병원에 내원하여 시험적 개복수술을 받았다. 그 결과 그는 소장을 막고 있는 암을 진단 받았는데, 특이하게도 셀 수 없이 많은 작은 전이암들이 간 전체에 퍼져 있었다. 폐쇄성 암은 절제되었고, 간의 병변은 조직 검사상 림프육종으로 밝혀졌다. 이는 비교적 드물고 매우 악성도가 높지만 대개 항암제 치료에 반응이 좋은 암이었다.

그래서 주치의는 항암제 치료를 제안하였지만 환자와 가족은 이를 거부했다. 수술 후 약 두 달간은 좋은 상태를 유지하였다. 그러나 그 이후로 식욕부진, 체중감소, 무기력함, 빈혈 등의 증세가 점차적으로 나타나기 시작했으며, 증세는 더욱더 심해져 갔다. 그는 어쩔 수 없이 항암제 치료에 동의했고, 표준적인 MOPP 항암제 치료를 받기 시작했다.

그의 경우, 첫 번째 항암제 치료 후 부작용이 심각하여 혈중 백혈구와 혈소판의 수치는 거의 위험 수준으로 급락했다. 두 번째 항암제 치료는 더욱더 심각하여 거의 죽기 일보 직전까지 체력이 떨어졌고, 회복되는 데 걸리는 시간은 10주나 걸렸다. 세 번째 항암제 치료에서는 통상 용량의 절반 정도밖에 사용할 수 없었다. 그럼에도 불구하고 부작용은 더욱 심해져서 암뿐만 아니라 항암제 독성 때문에 건강 상태가 더 나빠졌다.

따라서 더 이상의 항암제 치료는 그만두고, 비타민 C 치료를 받기로 하였다. 하루에 비타민 C 10g을 투여 받았으며, 3년이 지난 후 암은 사라졌다. P씨는 예전의 유쾌한 그 자신으로 돌아왔고, 현재 그의 의지대로 생활하고 있으며, 완전히 회복되어 잘 지내고 있다고 한다. 또한 그는 하루 10g의 비타민 C를 날마다 먹고 있으며, 더 이상의 치료를 필요로 하지 않고 있다.

CASE 2 전립선암, 폐암에 효과를 본 경우

60대 후반의 남성인 Q씨는 과거에는 기관차 기술자였다. 그는 두 가지 암을 가지고 있었다. 1974년 말, 그는 2년간 점차 악화된 전립선 증상에 따른 급성 소변 정체로 응급 입원을 했다. 전립선 절제술을 무사히 시행 받았으나, 조직 검사상 전립선암으로 밝혀졌다. 그는 예방적으로 하루 5mg의 스틸베스트롤을 투여하기 시작했다. 1976년 1월에 체중 감소, 호흡곤란, 흉막통(숨을 들이마실 때 일어나는 흉곽의 통증)으로 재입원하게 되기 전까지 건강 상태는 비교적 양호하였다.

그러나 입원 후 검사에서 흉부 방사선 사진상 좌측 폐에 6cm 크기의 종양이 보였다. 방사선과 전문의와 내과, 외과 의사의 협진 결과 수술이 불가능한 폐문의 폐암으로 결론이 내려졌다. 당시 그는 치료가 불가능하여 죽는 날만 기다리다가 마지막으로 비타민 C를 하루에 10g씩 투여 받은 결과 몸이 빠른 속도로 회복되었으며, 두 달 후에는 기적처럼 폐의 음영이 완전히 사라졌다.

CASE 3 췌장암에 효과를 본 경우

R씨는 철도 직원으로 은퇴한 70대 후반의 남성으로, 교외의 작은 집에 혼자 살고 있었다. 그는 황달이 있어 병원에 내원해 검사한 결과 췌장암으로 진단되었으며, 이미 림프절에 전이가 되어 수술이 불가능하였다. 그래서 황달 치료를 위해 우회로를 만들어 담즙이 장으로 흘

러내리게 하였다. 황달은 없어졌고, 그는 8개월 동안 비교적 잘 지냈다. 그러나 그의 폐쇄성 황달은 결국 재발했고, 그는 임종을 위해 병원에 재입원했다. 그는 하루 5g의 비타민 C를 경구로 투여 받기 시작했고, 예상과는 반대로 증상이 좋아졌다.

CASE 4 유방암에 효과를 본 경우

T씨는 50대 중반의 명랑한 주부로, 약 3년 전 유방의 중앙에 위치한 암으로 인해 유방 절제술과 방사선 치료를 받았었다. 약 20개월 후 그녀는 목의 통증을 호소했고, 방사선 사진상 여섯 번째 경추에 전이되어 있었다. 그녀는 전이 부위에 국소적 방사선 치료를 받고 적절한 호르몬 치료를 시작했다. 그러나 상태가 더욱 나빠져 사지가 완전히 마비되었다. 게다가 골반 뼈에 큰 용해성(뼈가 녹는) 전이가 생겼다. 그녀는 비타민 C를 하루 10g씩 투여하기 시작했고, 몇 달 후 전이된 부위의 방사선 소견이 완전히 변했다. 크기가 작아졌고 석회화되었으며, 골속에 소주가 생성되고 있었다. 즉 뼈의 구조가 정상으로 돌아오고 있었다.

이러한 순차적인 방사선 소견은 암의 퇴화로 설명할 수밖에 없었다. 그러나 불행하게도 T 부인은 영구적인 척수 압박 손상으로 인해 사지마비 상태에서 회복되지 못했다.

리오단 클리닉의 임상 사례

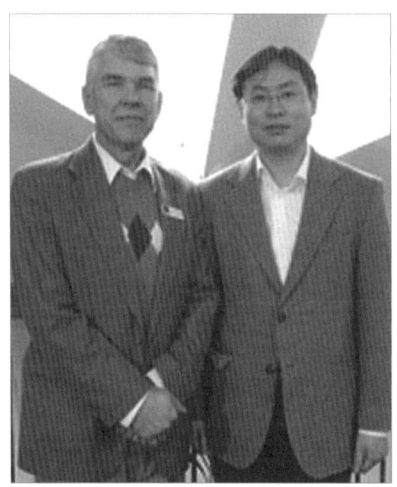
〈현재 리오단클리닉 병원장인 론 하니하케 박사와 함께〉

미국 캔자스 주 위치타시에 위치한 리오단 클리닉에서 나온 임상 결과 자료이다.

CASE 1
신장암에 효과를 본 경우

70세의 남자 환자는 우측 신장암으로 진단받고 수술을 시행했으나, 간과 폐로 전이가 되었다. 그래서 그는 더 이상 기존의 치료를 받지 않고 비타민 C 치료를 받았다. 주 2회 30g의 비타민 C를 6주간 정맥 투여한 결과, 환자의 임상 증상이 호전되고 전이된 암 크기도 줄어들었다. 그 후 환자는 암이 아예 없어지고 14년 동안을 더 살았으며, 후에 심부전으로 사망했다.

CASE 2 신장암에 효과를 본 경우

52세의 여자 환자는 1996년 신장암에 이미 양쪽 폐에 전이가 있는 상태에서 진단받았다. 환자는 항암제 치료나 방사선 치료를 거부하고 비타민 C 치료를 받았다. 15g부터 시작하여 2주 후에 65g까지 올렸으며, 주 2회 주사를 맞았다. 8개월 후에는 전이된 암이 1개를 제외하곤 다 없어졌고, 13개월이 지난 후에는 암이 모두 없어졌다. 환자는 2001년 중순까지 암이 없는 상태로 지내다가 2001년 10월 소세포성 폐암이 발생하여 다시 비타민 C 치료를 했다. 환자는 담배를 끊지 못했다. 2002년 10월까지 암은 더 이상 커지지 않았으며, 환자는 자유로운 생활을 하고 있다.

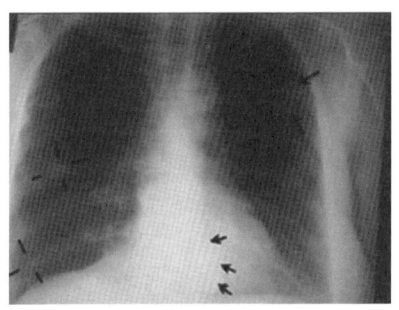 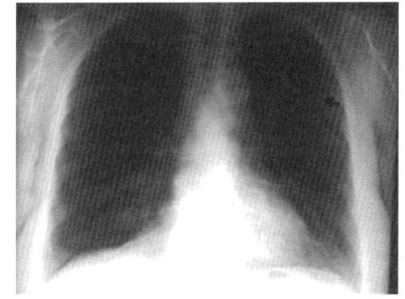

치료 전   치료 후

CASE 3 | 췌장암에 효과를 본 경우

1997년 10월, 70세의 남자 환자는 췌장암으로 진단받고 수술을 시행했으나 수술 당시 이미 복강 내로 전이된 소견을 보여 다시 배를 닫았다. 그 후 환자는 3개월 동안 항암제 치료를 했으나 호전이 없었고, 종양 표지자인 CA19-9 7400 U/ml(정상<33)로 매우 높았다. 그래서 환자는 비타민 C의 용량을 15g에서 시작하여 75g까지 올려 주 2회 투여받았다. 비타민 C 치료 후 종양 표지자의 수치는 정상으로 떨어졌다. 1998년 4월, 치료를 중단한 후 환자는 6월 4일에 사망했다.

CASE 4 악성 림프종에 효과를 본 경우

45세 여자 환자는 악성 림프종으로 진단받고 방사선 치료를 5주 동안 받았다. 하지만 항암제 치료를 거부하고 비타민 C 치료를 받았다. 1년 동안 비타민 C 치료를 받고 완치되어 현재는 추적 관찰 중이다.

CASE 5 악성 림프종에 효과를 본 경우

73세의 남자 환자는 비호즈킨스 림프종으로 진단받고, 8개월 동안 항암제 치료 후 완치되었다. 3년 후 재발하여 다시 항암제 치료를 하려 했으나, 백혈구 수치가 낮아서 항암제 투여가 불가능했다. 환자는 비타민 C 50g을 11개월 동안 주 2회 투여 받았고, 비타민 투여가 끝난 3개월 후 암이 없어졌다.

CASE 6 유방암에 효과를 본 경우

68세 여자 환자는 유방암 말기로 뼈에도 전이가 있어 진통제를 복용했으나 호전이 없었다. 비타민 C를 주 3회 100g씩 투여 받은 후 3개월이 지나자 뼈에 전이된 소견이 없어졌고, 6개월 후부터는 자유로운 생활이 가능했다. 그러나 환자는 쇼핑 중에 넘어져 생긴 대퇴골 골절로 인한 합병증으로 사망했다.

CASE 7 방광암에 효과를 본 경우

55세의 남자 환자는 방광암으로 진단받고 항암제 치료를 권유 받았으나 이를 거부하고 비타민 C 치료를 받았다. 비타민 C로 치료받은 이후, 환자는 암이 없어져 편안하게 생활하고 있다. 그는 그동안 총 2240g의 비타민 C를 나누어서 맞았다.

캔자스의대 병원의 임상 사례

캔자스의대 산부인과 드리스코 박사팀은 난소암 환자들의 재발 방지 목적으로 치료를 하여 좋은 결과를 얻었다. 난소암은 다른 암에 비해 재발률이 매우 높은 암이다.

CASE 1 난소암 재발을 막은 경우
55세 여자는 복부 팽만을 이유로 병원에 내원하여 검사한 결과 난소암으로 나왔다. 암은 진단 당시 이미 복강과 소장, 대장을 침범하였으며, 암 수치인 CA 125도 999나 되었다. 난소암 3기 C 진단 하에 수술을 시행하였고, 추가적으로 항암제 치료를 받았다. 항암제는 파클리탁셀 12회/ 시스플라틴 6회를 받았다. 추가적으로 비타민 C 60g을 정맥 주사하였다.

치료는 잘 되어 진단 3년 6개월이 지난 후 암 수치는 정상을 유지했고, CT상 재발 소견은 보이지 않았다. 비타민 C 치료로 암의 재발을 막은 것으로 생각된다.

CASE 2 난소암에 효과를 본 경우
60세 여자는 복부 팽만을 이유로 병원에 내원하여 검사한 결과 복수와 골반 내 종양 (13×8×9.6 cm)이 관찰되었다. 종양은 이미 장막(omentum)에 붙어 있었으며, 암 수치는 CA-125가 81로 나왔다. 난소암 3기 C 진단 하에 수술과 항암제 치료를 시행하였다.

치료는 잘 되어, 진단 후 3년 동안 암 수치는 정상을 유지하였고, CT상 재발 소견은 보이지 않았다. 비타민 C 치료로 암의 재발을 막은 것으로 생각된다.

국민건강보험공단 일산병원 임상사례

국민건강보험공단 일산병원에서 말기암 환자를 대상으로 연구한 자료에 의하면, 환자 25명에게는 비타민 C를 주었고 30명은 비타민 C를 주지 않았다. 그 결과 다음과 같은 차이를 보였다.

첫째 생존 기간의 차이이다. 비타민 C를 투여한 환자는 생존 기간이 평균 34일로 나온 반면, 비타민 C를 투여하지 않은 환자는 평균 24일로 나왔다. 즉 비타민 C를 투여한 환자가 10일 정도 더 오래 살았다.

둘째는 임상 양상이다. 비타민 C를 투여 받은 대부분의 환자들은 5일 정도 지나자 활력을 느끼고 식욕도 생기는 것이 느껴졌다.

셋째는 사이토카인의 변화다. 암 환자의 임상 증상을 유발시키는 것에는 사이토카인이 관여하는데, 투여 후 1주일간 비교를 해보니 비타민 C를 준 환자에서는 사이토카인이 감소하는 것을 볼 수 있었다. 즉, 비타민 C를 투여한 환자의 경우 임상 증상에 호전을 보인 것으로 생각된다.

넷째는 임종 과정이다. 비타민 C를 투여한 환자는 투여하지 않은 환자에 비해 임종시간이 짧았다. 즉, 투여하지 않은 환자는 상태가 좋지 않으면서 죽는 데 걸리는 시간이 긴 반면, 비타민 C를 투여한 환자는 갑자기 나빠지면서 사망한다.

〈인구통계학적 자료〉

특징	비타민 C 치료군	대조군
성별(남)	13 (52.0%)	19 (63.3%)
위암	5 (20.0%)	9 (30.0%)
폐암	3 (12.0%)	2 (6.7%)
대장암	4 (16.0%)	6 (20.0%)
전이	22 (91.7%)	27 (92.9%)
생존기간	34.9 ± 26.4	24.8 ± 28.4

〈임상 결과〉

| 사이토카인 | 치료 전·후 | 비타민 C 치료 | | p-값 |
		예	아니오	
IL-1β	치료 전	6.19±5.47	1.00±2.19	
	치료 1주일 후	8.76±5.72	17.16±81.55	
	차이	2.94±7.29	16.50±81.71	0.06
IL-6	치료 전	3.07±8.09	2.50±3.58	
	치료 1주일 후	1.31±2.36	6.49±12.01	
	차이	-1.57+7.96	4.11±12.14	0.16
TNF-α	치료 전	2.74±14.24	1.19±2.98	
	치료 1주일 후	0.50±2.00	1.27±1.52	
	차이	-4.13±18.74	-0.07±4.36	0.54

대장암 환자 중 장이 막혔을 때 비타민 C를 사용하여 장이 풀린 경우가 4명 있었다. 그들은 모두 1주일에서 길게는 2개월 동안 장이 막혀 콧줄을 끼고 있었으며, 아무것도 먹지 못했던 환자들이었다. 그들은 비타민 C로 1주일간 치료 받은 후 장이 뚫려 임종할 때까지 식사하는 데는 문제가 없었다. 다음에서 보는 컴퓨터 촬영 결과는 그들 중 한 환자의 것으로, 장의 암 크기가 크게 줄어든 것을 보여준다.

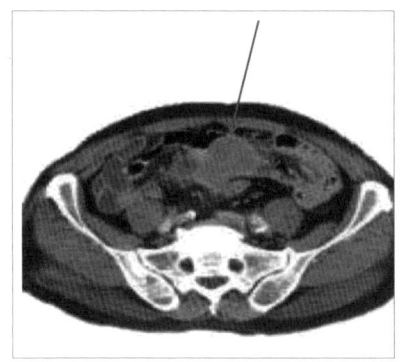 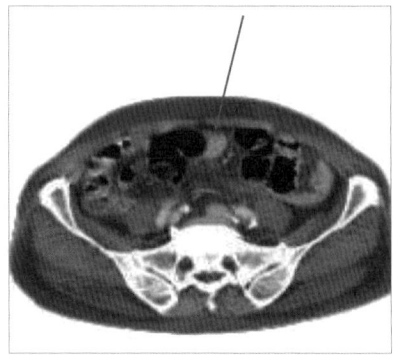

〈 대장암 환자의 치료 전후 사진〉

관동의대 명지병원 임상사례

2003년 9월 1일부터 2004년 10월 31일까지 진료를 받은 환자들을 대상으로 조사한 자료이다. 비타민 C는 환자들의 상태에 따라 10g에서 100g까지 사용하였다.

〈치료 효과〉

	비타민 C만 사용한 경우	항암치료와 병행한 경우
암이 줄어든 경우 기준 결과	• CT상 암 크기가 작아진 경우 • 6명(9.3%) (위암 1, 대장암 1, 간암 1, 인후암 1, 교모 세포종 1, 흑색종 1)	• CT상 암 크기가 작아진 경우 • 5명(20.8%) (폐암 1, 유방암 1, 대장암 1, 악성 림프종 2)
효과를 본 경우 기준 결과	• 최소 3개월 이상 암 크기 변화가 없는 경우 • 11명(16.9%)	• 도움을 받았다고 생각하는 경우 • 12명(50.0%)
효과가 없는 경우 기준 결과	• 암이 진행된 경우 • 48명(73.8%)	• 차이가 없는 경우 • 7명(29.2%)

CASE 1 대장암 간 전이

60세 여자는 2004년도에 대장암이 간에 전이되어 항암치료를 4차례 받았으나 크기 변화 없이 암 수치(CEA)가 계속 상승하였다. 그래서 5차부터 비타민 C 치료를 병행하였다. 그 결과 암 크기가 많이 줄어들었고, 종양 수치(CEA)도 감소하였으며, 항암제의 부작용도 줄어든 것을 경험하였다.

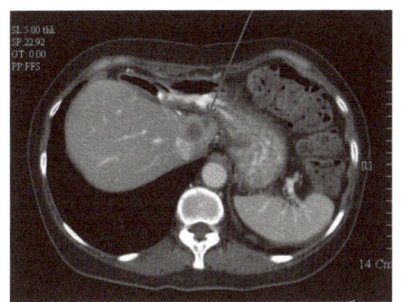
치료 전

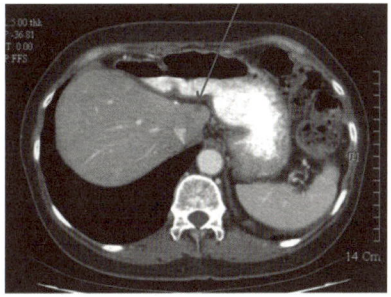
치료 후

CASE 2 간암

52세 여자는 2004년 2월에 간암을 진단받고, 긴 색전술을 시행하였으나 크기가 너무 커서 치료에 실패하였다. 그녀는 다른 치료를 포기하고 비타민 C 치료를 시작하였다. 그 결과 13cm인 종양이 7cm 줄어들었다. 그리고 암 수치도 정상으로 떨어졌다.

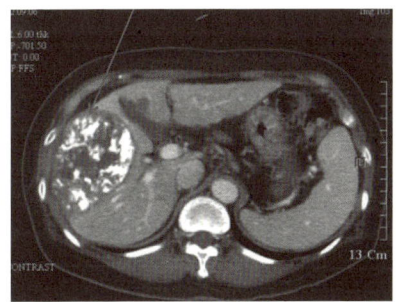
치료 전

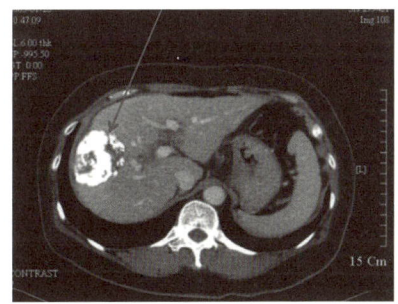
치료 후

모든 예술, 모든 교육은
단지 자연의 부속물에 지나지 않는다.

-아리스토텔레스-

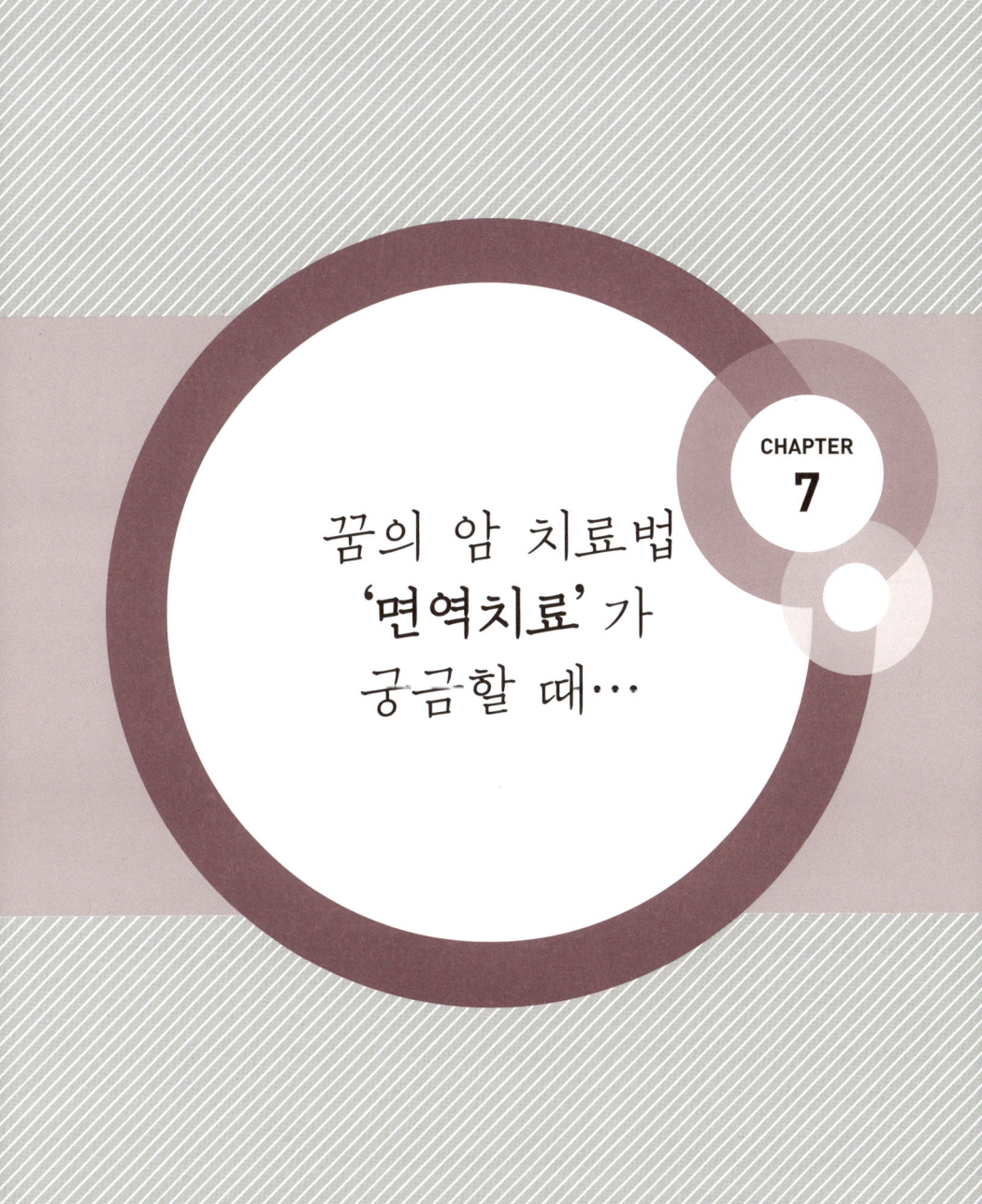

CHAPTER 7

꿈의 암 치료법
'면역치료'가
궁금할 때…

01 내 몸 안의 의사 **면역치료**란?

우리 몸은 암을 포함한 각종 질병과 싸울 수 있도록 내부적 방어기전을 가지고 있다. 이러한 신체의 방어기전에 의해 암의 발생이나 전이가 억제된다는 사실은 널리 알려져 의심할 여지가 없다. 그러나 만약 이 방어기전에 문제가 생겼다면 암을 비롯한 다른 질병에 쉽게 노출될 수 있다. 이미 80년 전부터 자연적인 방어기전을 보다 높임으로써 효과적인 암 치료가 가능하리라는 생각을 하게 되었고, 현재까지도 많은 연구가 진행 중에 있다.

자연적인 방어기전을 이용한 암 치료법을 일명 '면역치료' 또는 '면역요법'이라 한다. 면역치료는 스스로의 방어기전을 이용한다는 점에서 매우 매력적인 치료 방법이며, 심각한 부작용이 거의 없다는 장점을 가지고 있다. 암 면역치료의 성공 여부는 종양세포와 정상세포를 구분하여 종양세포를 선택적으로 많이 파괴시킬 수 있느냐에 달려있다고 할 수 있다.

결국 암 치료의 목표는 어떠한 조건에서라도 암세포만을 골라 선택하여 정확하게 파괴하는 데 있다고 하겠다. 종양세포에 필요한 선택적인 약제나 치료법을 정확하게 만들어내는 일은 대단히 어려운 일이다. 하지만 우리 신체의 면역체계 내에는 이미 외부 침입자를 빠르게 구분하여 그 목표에 대항할 수 있는 무기를 만들어낼 수 있는 기전이 있다. 이러한 훌륭한 기전은 특별한 방어기전을 가동함으로써 항원(자신이 아니라는 신호를 내보내는 외부 물질)에 빠르게 반응한다.

방어기전에는 두 가지 방법이 존재한다. '면역글로불린'이라 불리는 항체가 항원에 정확히 붙은 뒤 '보체'라 불리는 공격을 주도하는 단백질 복합체를 활성화시켜 항원을 파괴하는 기전이 그 하나이다. 또 외형상 보통 림프구와 다르지 않지만 특별한 항원을 찾아내어 파괴할 수 있도록 복제된 특별 림프구에 의한 파괴기전이 또 다른 하나이다. 그러고 보면 우리 신체는 우리가 그토록 찾아 헤매던 탁월한 치료법을 이미 가지고 있는 셈이다.

문제는 종양이 외부의 침입자가 아니라 우리 신체 내부의 비정상적인 변화를 통해 발생된 산물이라는 것이다. 따라서 종양세포를 구성하는 물질들은 대개 정상세포의 물질과 다르지 않으며, 그러한 물질들은 항원으로 인지되지 않는다. 하지만 운 좋게도 종양이 포함하고 있는 몇몇 변형된 물질들은 태어날 때부터 다른 특성을 가지고 있어 항원으로 작용하게 된다.

따라서 종양세포는 약한 항원성 반응을 일으키게 되며, 환자의 신체 내에서는 종양세포의 항원에 붙어 복잡한 면역반응을 일으킬 수 있는 항체를 생산하게 된다.

혈액 내의 항원-항체 반응을 감지함으로써 진단을 내릴 수 있는 암도 있으며, 더 나아가 이러한 면역반응은 초기 암을 물리칠 수 있을 정도로 강력하다. 일란성 쌍둥이가 아닌 타인으로부터 신장 이식을 받은 환자는 면역 억제제를 지속적으로 투여 받는다. 이러한 환자는 시간이 지남에 따라 정상인보다 높은 암 발생률을 보인다. 이는 면역체계의 감시 기능 약화에 따른 결과라 해석할 수 있다. 강력한 면역체계의 강화를 통해 초기 암뿐만 아니라 진행성 암에서도 좋은 결과가 보고된 바 있다.

면역체계는 우리 신체 내에서 경찰처럼 순찰을 하다가 이상이 있는 부분을 찾아내어 제거함으로써 암의 발생을 억제하는 역할을 하며, 이러한 방어기전이 고장 난 경우 암이 발생한다고 여겨진다.

하지만 이미 암이 발병된 상황에서도 면역체계는 암의 성장을 억제하고, 떠돌아다니는 암세포를 제거함으로써 전이를 막는 데 중요한 역할을 한다고 생각된다.

따라서 면역체계는 일반적인 암 치료에 있어서 중요한 역할을 하고 있으며, 이러한 면역체계를 약화시키는 일(안타깝게도 화학적 항암제 치료는 면역력 저하를 일으킨다)은 암의 효과적인 치료를 어렵게 한다.

〈건강인과 암환자 사이의 면역 기능〉

구분	건강인	암환자
면역세포 수	정상	감소
면역세포 기능	양호	불량
면역세포 항암 작용	왕성한 상태	발암 허용 상태
세포치료제로서의 유용성	배양을 통한 충분한 증식	불충분한 배양 성적

다음은 현재 임상에서 가장 많이 사용하고 있는 면역치료법인 세포면역치료와 자닥신, 미슬토에 대한 설명이니 참고하자.

02

면역치료 ①

NK세포 면역치료의 항암 효과

NK세포란 혈액 내에 있는 면역세포 중의 하나이며, 생체방어기구에 있어서 중요한 역할을 하는 세포로서 항원의 인식 없이도 직접적인 암세포나 병원감염세포 등을 파괴하는 세포이다. 이 세포의 주된 기능은 3가지다. 첫째는 백혈병, 산암, 폐암 등 많은 종양세포의 발생, 증식, 전이의 억제에 관여한다. 둘째는 바이러스 및 기생충, 진균, 세균 등 감염증을 억제하는 기능이며, 셋째는 정상인에 있어서 항노화 작용을 한다.

면역세포가 암세포를 파괴하는 과정은 크게 두 가지로 나눈다. 첫째는 암세포 표면에 존재하는 항원을 이용하여 암세포를 파괴하는 것이다. 활성화 T 림프구(activated T cell: Tc cell)는 MHC 클래스-I이란 제한된 방식으로 암세포를 인식하여 암세포를 파괴한다. 반면에 NK 세포는 non MHC-제한된 방식으로 암세포를 인식하여 파괴한다. 암세포를 일단 인식하면 암세포에 최대한 근접한 후 페포린과 그랜자임 두

효소를 암세포에 방출하여 암세포의 세포벽에 구멍을 내어 파괴하고, 암세포의 자살을 유도한다.

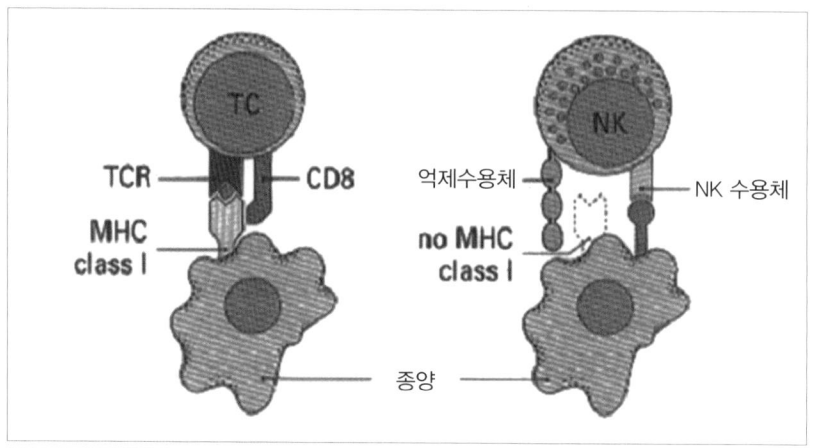

〈면역치료의 항암작용〉

세포독성 T-세포들은 T-세포 수용체를 이용하는 MHC 분자에 의해서 표적세포에 존재하는 항원을 인식한다. 대부분의 T세포들은 CD8이 있으며, MHC class I에 의해서 존재하는 항원을 인식하지만, 극히 일부는 CD4를 가지고 있으며, MHC class II에 의해서 존재하는 항원을 인식한다. 반면에 NK 세포들은 MHC class I이 없는 표적 세포에서 다양한 다른 수용체(NK 수용체)를 이용하여 표적세포를 인식하게 된다.

둘째는 과립을 이용하여 암세포를 파괴하는 것이다. 암세포와 만나기 전에 과립은 후미에 존재하다가 점진적으로 T-세포 앞쪽으로 이동하게 된다. 암세포와 만나자마자 2분 내에 T세포는 암세포를 잡아서 과립이 암세포 내로 침범하도록 한다. 10분 후 T-세포는 암세포 내로 과립의 내용물을 넣어서 암세포가 파괴되도록 만든다.

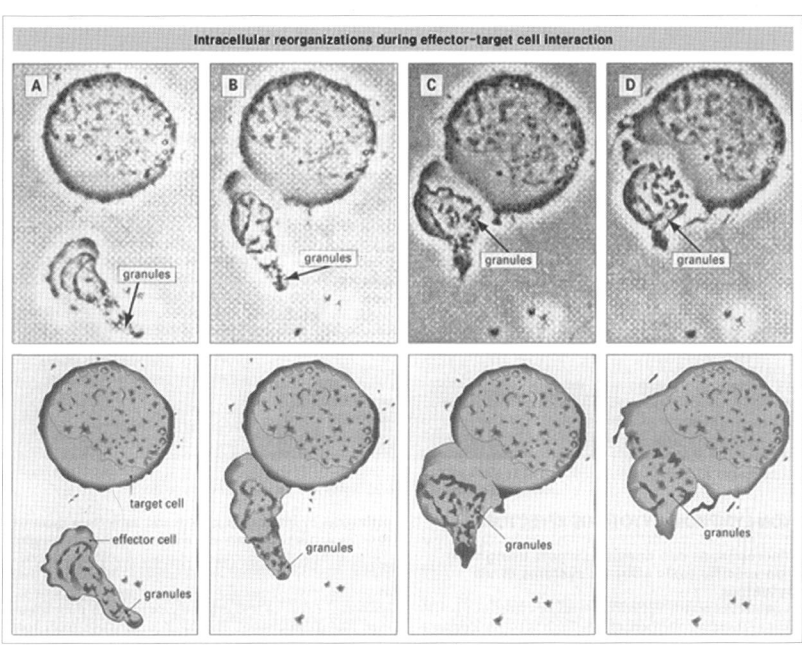

〈T세포가 과립을 이용하여 암세포를 죽이는 과정〉

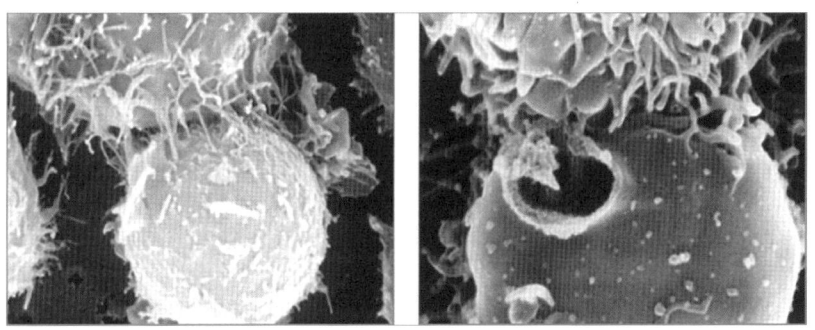

〈면역세포가 암세포를 공격하여 구멍을 뚫어 암세포를 제거하고 있는 모습〉

이러한 NK세포의 역할과 관련해 최근 주목할 만한 점이 발견되어 관심을 모으고 있다.

첫째, 매일 발생하는 암세포를 제거한다. 암세포는 정상인이라도 하루에 1000~2000개씩 매일 발생한다. 그러나 이 암세포는 NK세포가 중심이 된 면역세포들에 의해 제거되어 암이 걸리지 않는 것이다.

둘째, 암의 재발, 전이를 막는다. NK세포는 암세포의 발생을 감지할 뿐만 아니라 수술 후 암의 재발 방지에도 효과적인 것으로 보고되고 있다.

셋째, T세포들이 공격할 수 없는 암세포를 NK세포가 공격한다. 암세포는 killer T cell (CTL)로부터의 공격을 피하기 위해 시간이 지날수록 자기 자신의 항원을 바꿔 CTL로부터의 공격을 피한다(MHC class I 분자의 소실). 이러한 암세포는 항원의 인식 없이도 공격이 가능한 NK세포들에 의해 더 효과적으로 공격받는다.

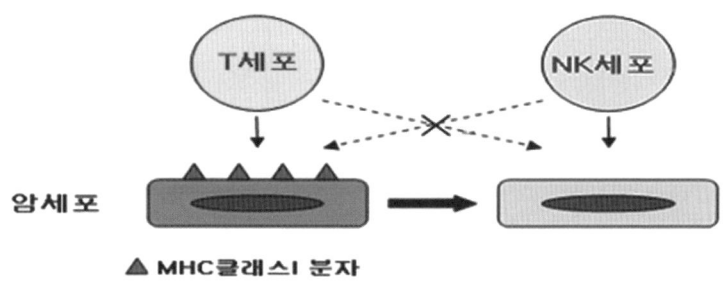

넷째, 항체가 결합해도 암세포를 공격할 수 있다. 암세포에 반응해 증식을 억제시키는 항체요법이 사용되는데 항체요법이 효과가 있는 이유 중의 하나도 NK세포가 관여하기 때문이다. 이것은 Y자형을 한 항체의 꼬리 부분에 NK세포가 결합해 활성화시켜 암세포를 죽이는 것이 실험적으로 확인되고 있다. 요즘 항체요법과 NK세포 면역요법을 병용해 치료하는 예도 외국에서는 보고되고 있다.

다섯째, 암에 대한 면역을 강화한다. NK세포는 암세포를 죽일 뿐만 아니라, 수지상 세포를 자극시켜 CTL을 많이 만들어내는 효과가 있고, 특히 기존 수지상 세포보다 몇 십 배나 높은 것으로 보고되고 있다.

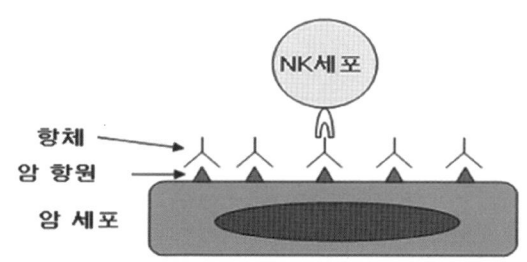

NK세포가 암세포의 표면에 있는 암 항원에 결합한 항체에 반응하는 것에 의해 NK세포가 활성화되어 암세포를 공격한다.

• NK세포의 치료 효과를 높이는 방법

어떻게 하면 NK세포의 치료 효과를 높일 수 있을까? 하는 고민은 현대의학계의 가장 큰 고민이다. NK세포들은 취급하기 어렵지만 그 결점을 넘어서면 NK세포의 치료 효과를 매우 높일 수 있다.

첫째는 대량의 NK세포를 사용한다. NK세포는 암이나 난치성 질환에 쓰일 수가 있기 때문에 실제로 임상에 쓰이려면 기존보다 몇 십 배 많은 수의 NK세포가 필요하게 된다. 그러나 NK세포는 늘리는 것이 쉽지 않은 세포이다. 2005년에 발표된 가장 새로운 NK세포의 증식 방법은 2개의 유전자를 재조합해 타인의 암세포와 혼합해 배양하는 방법인데 아직은 연구단계이다. 그래서 현실적으로 가장 안전한 NK세포의 배양이 지금 절실히 필요하다.

둘째는 케모카인(Chemokines) 수용체이다. NK세포를 넣은 후 암세포로 가지 않으면 이 치료는 필요가 없는데 암세포가 만들어낸 림프구를 모으는 역할을 하는 물질인 케모카인에 반응하는 항원을 NK세포가 내고 있는 것이 중요하다. NK세포는 케모카인 수용체의 하나인 CXC 수용체를 세포의 표면에 가지고 있다.

셋째는 암을 죽이는 TRAIL을 가지고 있다. 다양한 암세포의 표면에는 TRAIL 수용체라고 하는 분자가 나온다. 이것은 정상세포에는 없고 암세포만 나오기 때문에 면역세포의 좋은 표적이 된다. 이 TRAIL 수용체를 자극하면 암세포를 괴사시키는 것으로 알려져 있다. 미리 항암제를 사용해 암세포를 조금 약하게 해 두면 저항성이 약해져 암세

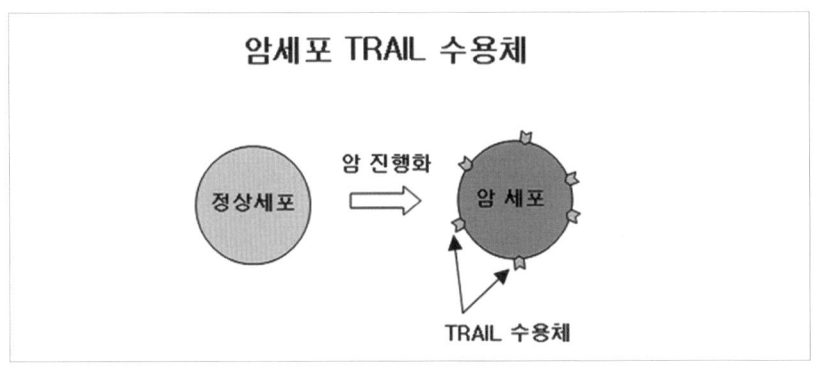

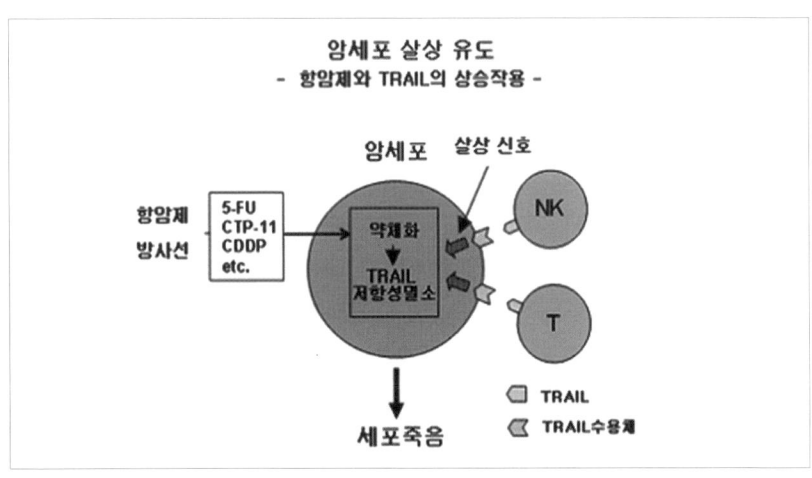

포는 TRAIL로부터의 자극으로 매우 죽기 쉬워진다. 즉, 부작용이 적은 항암제를 사용하고 후에 면역세포요법을 시행하면 큰 효과를 기대할 수 있다.

넷째는 약해진 NK세포 활성을 높인다. NK세포 면역요법으로 기존의 약해진 NK세포의 활성도 높이게 된다.

• NK세포 면역치료가 필요한 이유

암치료에서 NK세포 면역치료가 필요한 이유가 몇 가지 있다.

첫째, NK세포는 T세포와 혼합해 쓰는 것이 좋다. 암세포는 림프구의 면역세포로부터 피할 수 있는 교묘한 방법을 얼마든지 가지고 있다. 면역요법을 실시할 때 두 얼굴을 가진 암세포에 대항하기 위해 강한 활성을 가지고 있는 살상하는 방법이 서로 다른 여러 가지 면역세포가 혼재하는 것이 좋은 것은 당연한 이치이다. MHC 클래스 I 분자가 없는 암세포는 NK세포가 효과적인 반면 MHC 클래스 I 분자가 있는 암세포는 T세포가 효과적이기 때문이다.

둘째, 화학적 항암제와 병용(TRAIL)하는 것이 좋다. 통상 암 치료에 여러 항암제를 조합해 쓰듯이 면역세포 치료제도 항암제와 병용하는 것도 좋은 방법으로 생각된다. 항암제는 암세포의 증식을 억제하거나 면역세포가 암세포를 쉽게 사멸할 수 있도록 해준다. 항암제로 암세포를 죽기 쉬운 상태로 한 후에 TRAIL로부터의 자극이 들어가면 암세포가 비약적으로 사멸되는 것이 논문으로 보고되고 있다.

전이가 많이 이루어졌거나 암세포의 크기가 비교적 클 때에는 항암제만으로도 힘들지만 면역요법만으로도 힘들다. 항암제와 병행함으로써 암의 축소 효과를 높이거나 약해진 면역기능을 보충하거나 수술 후의 전이나 재발 방지에 효과가 기대된다.

셋째, 가능한 대량으로 투여한다. 투여 림프구의 항암효과를 올리기 위해서는 CXC 수용체와 같은 암으로 유도하는 분자, 또 TRAIL 등의 암세포를 공격할 수 있는 분자를 많이 가진 NKM 세포가 많게는 수십억 개에서 백억 개까지 필요하다.

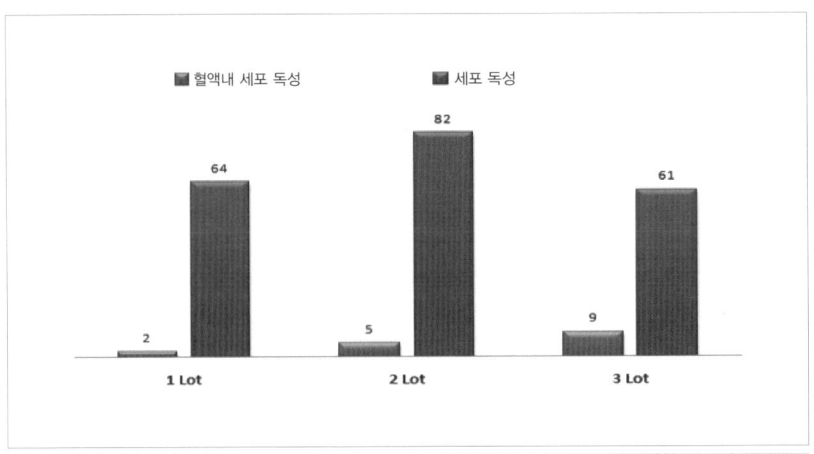

〈배양 전후 세포독성 변화〉

NKM의 혈액암 세포주(K562)에 대한 세포독성은 10 : 1 비율일 때 혈액의 면역세포보다 6 ~ 32 배의 증가를 보였다.

⟨14일 배양 전후 세포 표현형의 변화⟩

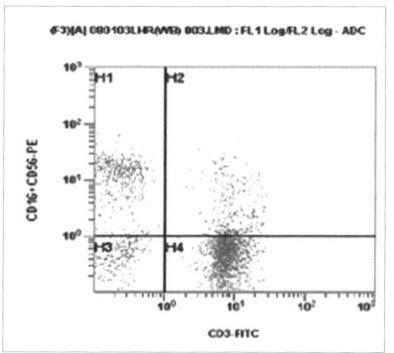

배양 전
CD3 positive T cell : 53.60 %
CD16+CD56 positive NK cell : 12.74 %

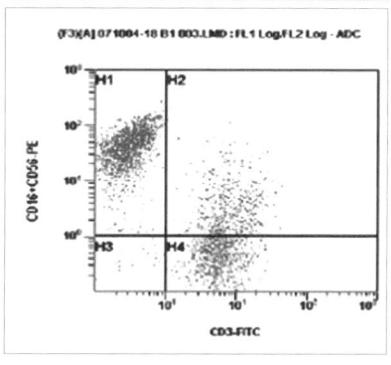

배양 후
CD3 positive T cell : 39.74 %
CD16+CD56 positive NK cell : 69.03 %

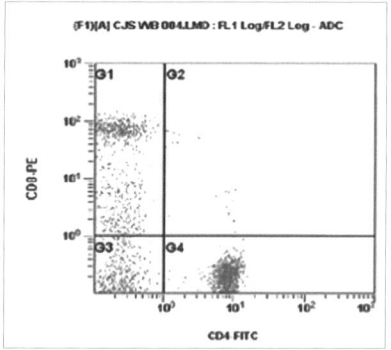

배양 전
CD4 positive T cell : 48.05 %
CD8 positive NK cell : 18.20 %

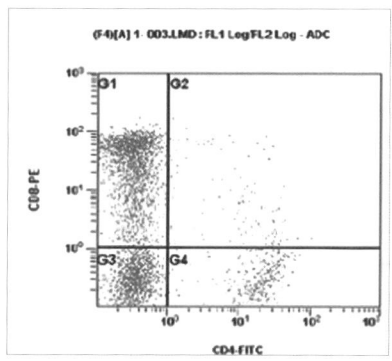

배양 후
CD4 positive T cell : 9.57 %
CD8 positive NK cell : 54.10 %

• **NK세포 면역치료 대상자**

NK세포 면역치료란 혈액 속에 있는 NK세포와 T세포를 추출하여 2주간 수천에서 수만 배 배양하여 다시 환자의 몸으로 주입하는 방법이다.

이론적으로 가장 좋은 치료방법이 세포 면역치료라는 사실은 누구도 부인할 수 없다. 그러나 현 단계에서 세포 면역치료를 좋은 치료로 이야기할 수 있는 사람은 없다. 그리고 고가의 치료방법이기 때문에 누구나가 쉽게 받을 수 있는 치료방법도 아니다. 그럼 어떤 사람에게 하는 것이 좋을까?

가장 좋은 것은 세포 면역치료는 암세포 수와 깊은 관련이 있기 때문에 암세포 수가 적을수록 좋다. 즉 암 재발 방지를 위해서나 항암치료와 병행을 할 때가 가장 좋은 것이다.

그러나 실제로 많은 암 환자들은 말기 상태에 지푸라기라도 잡고 싶은 심정으로 치료를 받는 경우가 있다. 그런 경우는 거의 대부분 치료에 실패를 하게 된다.

03 면역치료 ②
자닥신의 항암 효과

자닥신(싸이모신α1)은 인체 내에 자연적으로 존재하는 가장 강한 면역물질로서, 면역시스템에 작용을 하며, 각종 암 환자의 면역기능 회복을 돕고 화학요법제의 부작용을 개선시켜 준다.

자닥신을 투여할 경우 T임파구의 발날을 노와 세쪼독성 T임파구, 자연살상세포(NK cell), 보조 T임파구를 증가시킨다. 또한 면역조절 세포인자인 IL-2, 인터페론 γ의 분비를 증가시켜 바이러스에 감염된 세포 및 종양세포를 파괴하는 것으로 알려져 있다. 항암 면역요법은 면역세포나 면역인자를 투여하여 인체가 자연적으로 가지고 있는 면역능력을 회복, 증가시켜 항암 효과를 얻는 방법이다.

투여 방법은 주 2-3회씩 피하로 주사한다. 주사제는 항상 냉장 보관한다(2-8℃보관). 단, 다른 약제와의 혼합은 하지 않는다. **자닥신은 현재 세계 20여 개국에서 사용되고 있으며, 정상인의 체내에 존재하는 물질로 특이한 부작용이 보고되지 않은 안전한 약물이다.** 3000명 이

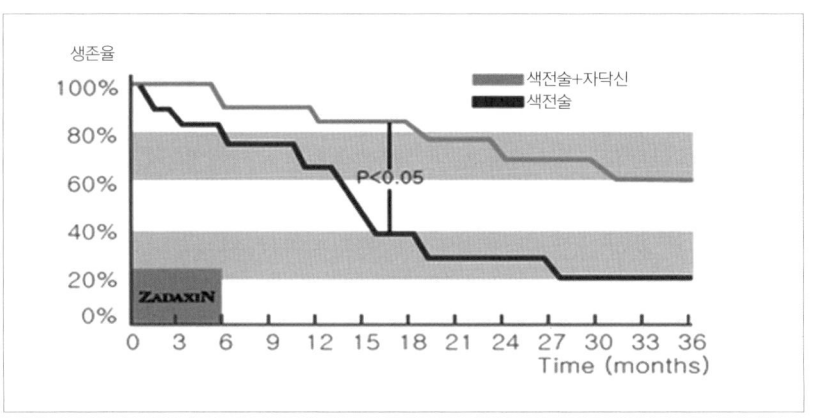

〈간암 환자에 대한 자닥신 임상〉

간암 환자에서 한 군은 색전술만 시행하고, 다른 군은 색전술과 자닥신을 투여하였다. 그 결과 자닥신을 병행 투여한 군이 예후가 더 좋았다.

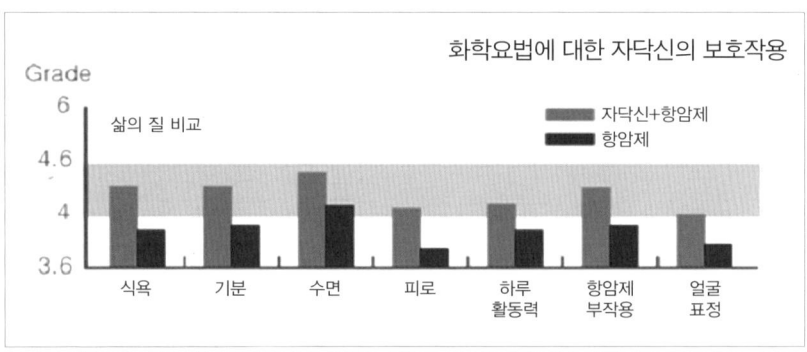

〈항암제에 대한 자닥신 부작용 감소 효과〉

한 군은 항암제만 투여하고, 다른 군은 항암제와 자닥신을 함께 투여하였다. 그 결과 자닥신을 병행 투여한 군이 항암제 단독 투여군보다 부작용의 감소와 삶의 질이 호전되었다.

상을 대상으로 한 임상 결과 투여 시 주사 부위가 따끔한 것 외에 특별한 부작용은 없다. 다만 면역 증강제이므로 장기이식(신장이식, 간이식 등) 후에는 투여하지 않는다.

04

면역치료 ③
미슬토의 항암 효과

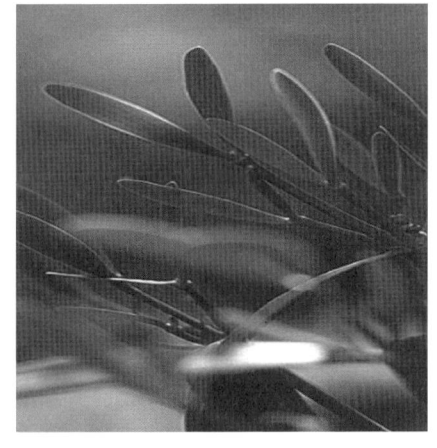

미슬토(Mistletoe)는 숙주나무에 반 기생하는 다년생 식물로서 토양에 뿌리를 형성하지 않고 나무 또는 관목 위에서 살아간다. 미슬토는 숙주나무로부터 물과 미네랄만을 공급받는다. 사용되는 미슬토 숙주나무에 따라 미슬토 주사액과 성분이 약간씩 다르다.

우리말로는 겨우살이, 영어로 Mistletoe, 독일어로는 Mistel, 한방에서는 상기생이라는 약재로 불리고 있다. 학명으로는 Viscum album L.이다. 미슬토는 Viscaceae과 및 Loranthaceae과에 속하며 분류학적으로 서로 연관되어 있으며 이 지구상에는 약 1400개의 종이 있다.

<주로 사용되는 미슬토 숙주나무>

Ash / Fraxini (서양 물푸레나무)	Apple / Mali (사과나무)
Oak / Quercus (떡갈나무)	Fir / Abietis (전나무)

• 미슬토 주사 면역요법

미슬토 주사 항암 면역요법은 1920년 독일 인지학의 창시자 루돌프 슈타이너에 의해 창안되어 종양치료에 적용하기 시작하면서 주사제로 개발되어 스위스, 영국, 오스트리아 등 유럽 지역을 중심으로 발전된 항암 면역요법이다.

오늘날에 이르러서는 스위스의 루카스병원, 독일의 훔볼트대학 부속병원, 바이오메드병원, 프리덴바일러병원, 튀빙겐의대 부속병원, 하이델베르그의대 부속병원, 비텐-헤르데커대학병원, 오스트리아의 비엔나의대 부속병원 및 중부 유럽 국가 약 500여 군데의 병원 등에서 미슬토 주사 항암 면역요법을 종양치료에 적용하고 있으며, 환자에게 투여 시 부작용은 거의 없는 것으로 알려져 있다.

현재 독일과 오스트리아에서는 암 환자의 60% 이상이 미슬토 주사 항암 면역요법을 사용하고 있으며, 국내에서도 의과대학 부속병원, 종합병원, 암전문 클리닉, 요양병원 등 많은 병원에서 사용하고 있다.

• 미슬토 주사요법의 효과

미슬토 주사는 종양의 치료, 종양수술 후 재발의 예방, 특정암 전단계의 치료, 조혈기관의 악성질환 치료, 골수 기능의 자극, 악성 흉막 삼출 등에 유효하며, 제제의 종류가 다양하여(4종류: A, M, F, Q, 4가지 농도: 0.02, 0.2, 2, 20mg) 환자의 상태와 암 종류에 따라 적합한 제제 선택이 가능하여 치료 효과를 높일 수 있다.

• 미슬토의 약리작용

미슬토 주사의 유효성분으로는 미슬토렉틴, 비스코톡신, 베지클, 다당류, 많은 양의 단백질 등이 함유되어 있다. 특히 수용액으로 추출한 제제가 아니라 산소가 엄격히 차단된 상태에서 특허 받은 공정에 의해 압축 제조되어 고농도 유효성분을 함유하고 있다.

이러한 미슬토 주사는 인체의 면역반응을 정상화시켜 주고 면역체계를 활성화시켜 주기 때문에 인체의 정상세포는 손상시키지 않고 암세포 증식을 억제하며 성장을 중지시키는 효과가 있다. 그동안 많은 임상연구와 치료경험을 통해 입증된 약리작용은 다음과 같다.

1. **세포 독성 효과**(Cytotoxicity) : 암세포의 성장을 억제하고 파괴시켜 준다. 이러한 작용은 미슬토렉틴에 의한 암세포의 소멸(Apoptosis)과 비스코톡신에 의한 암세포의 피사(necrosis)가 일어난다.

2. **면역조절 작용** (immunomodulatory Effects) : 미슬토렉틴 등의 성분이 인터루킨(IL-1, IL-2, IL-6), 인터페론(IFN-g), 종양괴사인자(TNF-a) 등의 사이토카인(cytokine) 분비를 촉진시키며, 올리고당 및 다당류 성분이 자연살상세포(natural killer cell) 활성을 향상시키고, 소포체(Vesicle)는 T-helper cell의 증식을 유도하는 면역조절 효과(immuno-modulatory effects)를 나타낸다.

3. **베타 엔도르핀의 분비**(b-endorphin release) : 베타 엔도르핀의 분비 증가로 암 환자의 통증을 감소시키고 삶의 질을 향상시켜 준다.

• **미슬토 주사의 적용 방법**

미슬토 주사는 주로 암 치료를 받고 있는 환자에게 보조치료로 사용되지만 자가면역질환을 가진 환자나 자궁경부 이형상피증 (cervical dysplasia) 같은 전암증 상태의 환자에게도 사용된다. 미슬토 주사는 환자의 병 진행 상태에 관계없이 언제든 시작할 수 있다. 미슬토 주사는 주로 진단 후 즉시, 수술 전에, 또는 다른 치료가 시작되는 시점에 투여하는 것이 일반적이다.

미슬토는 소화기관에 의해 분해되어 불활성화 되기 때문에 주사액으로 제조되어 보통 피하주사 또는 종양 내 직주 형태로 투여된다. 투약 계획은 상당히 다양한 편이나 일반적으로 투여 시 반복기나 휴지기가 없이 순차적으로 용량을 올려 주 2~3회 피하 주사로 자가 투여된다. 미슬토 주사의 적용 방법은 환자의 상태에 따라 다르며, 일반적으로 다음과 같다.

1. **수술 전 투여 및 수술 후 치료** : 암 수술 3~4주 전이나 수술 후 6~7일 후에 미슬토 주사를 투여하면 암의 재발이나 전이를 억제하며, 수술로 인해 저하된 면역체계를 정상화시켜 회복을 빠르게 도와준다.
2. **항암제 치료** : 항암제 투여 1~2주 전이나, 항암제 투약이 종료된 2~3일 후에 미슬토 주사를 투여하면 저하된 면역체계를 빠르게 정상화시키고 골수증식을 자극하여 항암제의 부작용을 경감시켜 준다. 또 항암제의 부작용을 경감시켜 주고 항암제의 치료 효과도 증진시켜 주기 때문에 항암제 치료 후 급격하게 악화되거나 쇠약해지는 것을 예방할 수 있다.

항암제를 연속해서 투여하는 기간에 미슬토 주사를 투여하는 경우에는 감염 증상이 가라앉고 발열 증상이 정상체온으로 회복될 때까지 기다렸다가 투여하는 것이 좋다. 일반적으로 항암제 투여 당일에는 미슬토 주사를 투여하지 않는다.

3. **방사선 치료** : 방사선 치료 1~2주 전이나 치료 2~3일 후에 미슬토 주사를 병행 투여할 경우 방사선 치료 시 나타나는 부작용을 감소시켜 준다. 단 방사선 치료를 하는 당일에는 미슬토 주사를 투여하지 않는다.

4. **호르몬 요법** : 호르몬 치료 중에도 미슬토 주사액의 지속적인 병용치료를 권장한다.

5. **수술이 불가능한 환자나 말기암 환자의 치료** : 항암제를 투여할 수 없거나 심하게 전이되어 수술이 불가능한 환자나 말기암 환자에게 미슬토 주사를 투여할 경우 환자의 자연치유력을 향상시켜 주어 생존 기간을 연장시켜주고 통증을 줄여주며 삶의 질(식욕 증가, 수면 개선, 체중 증가, 행복감 향상 등)을 높여순다.

• **미슬토 요법의 치료 기간**

치료의 절대기간이란 없지만 재발 가능성과 환자의 상태에 따라 치료기간을 결정한다. 일반적으로 초기 환자는 1~2년, 중기 환자는 2~3년, 말기 환자나 재발, 전이 가능성이 높은 환자는 지속적으로 사용하는 것을 원칙으로 한다.

그러나 치료과정 중 상태가 호전되면 투약 2년 후부터는 주사 횟수를 주 2회로 줄이고 투약 3년 후부터는 8주 투약 후 4주 휴지기를 가질 수 있으며 투약 7년 동안 경과가 좋을 경우 의사의 판단에 따라 투약을 중단할 수 있다.

• 미슬토 주사 방법

투여는 주로 진단 후 즉시 그리고 수술 전에 또는 다른 치료가 시작되는 시점에 행해지는 것이 일반적이다. 미슬토는 소화기관에 의해 분해되어 불활성화되기 때문에 보통 피하주사 형태로 투여된다.

미슬토 주사는 자가주사요법으로 당뇨병 환자의 인슐린 주사법과 동일한 방법으로 투여할 수 있으며 간호사로부터 주사 교육을 받으면 자가 주사도 가능하다. 미슬토 주사는 앰플을 개봉한 후 30분 이내에 사용하여야 하며, 1앰플 중 절반만 주사하였을 경우 사용 후 남은 나머지 절반은 폐기해야 한다.

1. **주사 부위** : 피하주사는 피부 표면 아래의 지방층과 근육층 사이에 있는 피하조직에 주사하는 주사법으로 주사 부위는 가능한 한 복부에 투여하며, 복부 투여가 어려울 경우 엉덩이, 허벅지, 팔의 상부 순으로 권장된다. 매번 주사 부위를 옮겨 다른 위치에 주사한다. 예를 들면, 복부에 투여할 경우 좌상부→ 우하부→ 좌하부→ 우상부 등의 순으로 투여한다.
2. **주사 방법** : 주사 부위 피부를 잡고 26게이지의 주사기를 사용하여 45도 각도로 주사바늘을 끝까지 넣은 후 피스톤을 서서히 잡아당겨 혈액이 나오지 않으면 그대로 45도 각도를 유지하면서 피하주사 한다. 주사할 때 너무 깊거나, 너무 얕게 주사하지 않도록 주의하여 주사를 해야 한다.

• **미슬토 요법의 부작용**

미슬토 주사 투여 시 발생하는 주사 부위의 발적, 멍울, 통증 등 국소 염증반응은 치료 초기에 나타나는 반응들이다. 초기 투여 시 높은 농도로 시작한 경우 체온이 상승하고 대개 열이 난다. 이러한 면역자극 반응은 부정적인 반응이라기보다는 오히려 바람직한 반응이다. 일시적인 통증이 1~2일 정도 나타나지만 곧 감소하면서 좋아지게 된다.

미슬토 주사는 독성이 알려져 있지 않고 다른 약물과의 부작용도 보고된 바 없다. 그리고 수술, 항암제, 방사선 치료 등 전통적인 치료에 미슬토 주사를 병행하게 되면 약물 부작용에 의한 많은 고통을 줄여주고 미슬토 주사에 의해 증가된 백혈구는 수술, 항암제, 방사선 치료에 의한 내성을 향상시켜 준다.

참고문헌

제1-4장

1. Lonqo D, Fauci A, Kasper D, Hauser S, Jameson J, Loscalzo J. Harrison's Principles of Internal Medicine. The McGraw-Hill Companies. 18th ed. 2011.

2. Hanks G, Cherny NI, Christakis NA, Fallon M, Kaasa S, Portenoy RK. Palliative Medicine. Oxford University Press. 4th ed. 2010.

3. Gaby AR. Nutritional Medicine. Fritz Perlberg Publishing Concord, NH. 2011

제5장

1. Gian F. Baronzio, E. Dieter Hager. Hyperthermia in cancer treatment: A Primer. New York. Springer Science. 2006.

2. Gorter R. Peper E. Fighting Cancer. A nontoxic approach to treatment. North Atlantic Books. Berkeley, California. 2011.

3. Gao Y, Gou T, Feng L, Wang F. Update of research on hyperthermia in relief of bone metastasis pain. Zhongguo Gu Shang. 2013; 26(4): 354-6

4. Vasil'chenko IL, Vinogradov VM, Pastushenko DA, Osintsev AM, Maĭtakov AL, Rynk VV, Vasil'chenko NV. Use of local induced hyperthermia in the treatment of malignant tumors. Vopr Onkol. 2013; 59(2): 84-9.

5. Yamamoto D, Inui T, Tsubota Y, Sueoka N, Yamamoto C, Kuwana K, Yamamoto M. The utility of hyperthermia for local recurrence of breast cancer. World J Surg Oncol. 2012;10:201

6. Kaur P, Hurwitz MD, Krishnan S, Asea A. Combined Hyperthermia and Radiotherapy for the Treatment of Cancer. Cancers 2011; 3: 3799-3823

7. Skitzki JJ, Repasky EA, Evans SS. Hyperthermia as an immunotherapy strategy for cancer. Curr Opin Investig Drugs. 2009; 10(6): 550-8.

8. Ozdemir O. Current Cancer Treatment. 2011.

9. Zagar TM, Oleson JR, Vujaskovic Z, Dewhirst MW, Craciunescu OI, et al. Hyperthermia combined with radiation therapy for superficial breast cancer and chest wall recurrence: A review of the randomised data. Int J Hyperthermia. 2010 ; 26(7): 612–617.

10. Zagar TM, Oleson JR, Vujaskovic Z, Dewhirst MW, Craciunescu OI, Blackwell KL, Prosnitz LR, Jones EL. Hyperthermia for locally advanced breast cancer. Int J Hyperthermia. 2010 ; 26(7): 618—624.

11. Calderwood SK. HEAT SHOCK PROTEINS IN BREAST CANCER PROGRESSION. a suitable case for treatment? Int J Hyperthermia. 2010 ; 26(7): 681—685

제6장

1. Voght A. On the Vitamin C Treatment of Chronic Leukemias, Deutsche Medizinische Wochenschrift. 1940; 14: 369-372.

3. McCormick WJ. Cancer: the preconditioning factor in pathogenesis. Arch Pediat. 1954: 71; 313-322.

4. McCormick WJ. Cancer: a collagen disease, secondary to a nutritional deficiency? Arch Pediat. 1959: 76; 166-171.

5. Cameron E, Rotman D. Ascorbic acid, cell proliferation, and cancer, Lancet. 1972: 1; 542.

6. Cameron E. Pauling L. Ascorbic acid and the glycosaminoglycans, An orthomolecular approach to cancer and other diseased. Oncology. 1973: 27; 181-192.

7. Cameron E. Campbell A. The orthomolecular treatment of cancer II. Clinical trial of high-dose ascorbic acid supplements in advanced human cancer. Chem Biol Interact. 1974: 9; 285-315.

8. Cameron E. Pauling L. Supplemental ascorbate in the supportive treatment of cancer: prolongation of survival times in terminal human cancer, Proc Nat Acad Sci. 1976: 73; 3685-3689.

9. Cameron E, Pauling L. Supplemental ascorbate in the supportive treatment of cancer: reevaluation of prolongation of survival times in terminal human cancer, Proc Nat Acad Sci. 1978: 75; 4538-4542.

10. Cameron E. Vitamin C for cancer. N Engl J Med. 1980: 302; 299.

11. Campbell A. Jack T. Cameron E. Reticulum cell sarcoma: two complete 'spontaneous' regressions, in response to high-dose ascorbic acid therapy. A report on subrequent progress. Oncology. 1991: 48; 495-497.

12. Stone I. The healing Factor. "Vitamin C" against disease, Grosset and Dunlap Inc. New York. 1972.

13. Greer E. Alcoholic Cirrhosis: Complicated By Polycythemia Vera and Then Myelogenous Leukemia and Tolerance of Large Doses of Vitamin C, Med. Times 1954: 82; 756-768.

14. Garattini S. Bertele V. (2002) Efficacy, safety, and cost of new anticancer drugs BMJ. 2002: 325; 269-271.

15. Murata A, Morishige F, Yamaguchi H. Prolongation of survival times of terminal cancer patients by administration of large doses of ascorbate, International Journal for Vitamin and Nutrition Research. 1982: 23; 101-113.

16. Creagan ET. Moertel CG. O'Fallon JR. Schutt AJ. O'Connell MJ. Rubin J. Frytak S. Failure of high-dose vitamin C (ascorbic acid) therapy to benefit patients with advanced cancer, A controlled trial. N Engl J Med. 1979: 301; 687-690.

17. Moertel CG. Fleming TR. Creagan ET. Rubin J. O'Connell MJ. Ames MM. High-dose vitamin C versus placebo in the treatment of patients with advanced cancer who have had no prior chemotherapy. A randomized double-blind comparison, N Engl J Med. 1985: 312; 137-141.

18. Smith GC. Pell JP. Parachute use to prevent death and major trauma related to gravitational challenge: systematic review of randomized controlled trials, BMJ. 2003: 327(7429); 1459-1461.

19. Herman ZS. On the Understanding of the Hardin Jones-Pauling Biostatistical Theory of Survival Analysis for Cancer Patients, In Vitamin C and Cancer by A. Hoffer, Quarry Health, Quebec, Canada. 2000.

20. Padayatty SJ. Levine M. Reevaluation of Ascorbate in Cancer Treatment: Emerging Evidence, Open Minds and Serendipity, Journal of the American College of Nutrition. 2000: 19(4); 423-425.

21. Hoffer A. Pauling L. "Hardin Jones biostatistical analysis of mortality data for cohorts of cancer patients with a large fraction surviving at the termination of the study, and a comparison of survival times of cancer patients receiving large regular oral doses of vitamin C and other nutrients with similar patients not receiving those doses, Journal of Orthomolecular Medicine. 1990: 5; 143-154.

22. Hoffer A. Pauling L. Hardin Jones biostatistical analysis of mortality data for a second set of cohorts of cancer patients with a large fraction surviving at the termination of the study and a comparison of survival times of cancer patients receiving large regular oral doses of vitamin C and other nutrients with similar patients not receiving these doses, Journal of Orthomolecular Medicine, 1993: 8; 1547-1567.

23. Riordan HD. Jackson JA. Schultz M. Case study: High-dose intravenous vitamin C in he treatment of a patient with adenocarcinoma of the kidney, J. Ortho Med. 1990: 5; 5-7.

24. Riodan N. Jackson JA. Riordan HD. Intravenous vitamin C in a terminal cancer patient, J. Ortho Med. 1996: 11; 80-82.

25. Riordan NH. Riordan HD. Meng X. Li Y. Jackson JA. Intravenous ascorbate as a tumor cytotoxic chemotherapeutic agent, Med Hypotheses. 1995: 44; 207-213.

26. Clement MV. Ramalingam J. Long LH. Halliwell B. The in vitro cytotoxicity of ascorbate depends on the culture medium used to perform the assay and involves hydrogen peroxide, Antioxid Redox Signal. 2001: 3(1); 157-163.

27. Bram S Froussard P. Guichard M. Jasmin C. Augery Y. Sinoussi-Barre F. Wray W. Vitamin C perferential toxicity for malignant melanoma cells, Nature. 1980: 284; 629-631.

28. Zheng QS. Sun XL. Wang CH. Redifferentiation of human gastric cancer cells induced by ascorbic acid and sodium selenite, Biomed Environ Sci. 2002: 15(3); 223-232.

29. Gilloteaux J. Jamison JM. Arnold D. Ervin E. Eckroat L. Docherty JJ. Neal D. Summers JL. Cancer cell necrosis by autoschizis: synergism of antitumor activity of vitamin C: vitamin K3 on human bladder carcinoma T24 cells, Scanning. 1998: 20(8); 564-575.

30. Sakagami H. Satoh K. Hakeda Y. Kumegawa M. Apoptosis-inducing activity of vitamin C and vitamin K, Cell Mol Biol(Noisy-le-grand. 2000: 46(1); 129-143.

31. Okayasu H. Ishihara M. Satoh K. Sakagami H. Cytotoxic acitivity of vitamins K1, K2 and K3 against human oral tumor cell lines, Anticancer Res. 2001: 21(4A); 2387-2392.

32. Verrax J. Cadrobbi J. Delvaux M. Jamison J.M. Gilloteaux J. Summers J.L. Taper H.S. Calderon PB. The association of vitamins C and K3 dills cancer cells mainly by autoschizis, a novel form of cell death. Basis for their potential use as coadjuvants in anticancer therapy, Invited review, European Journal of Medicinal Chemistry. 2003: 38; 451-457.

33. Calderon PB. Cadrobbi J. Marques C. Hong-Ngoc N. Jamison JM. Gilloteaux J. Summers JL. Taper HS. Potential therapeutic application of the association of vitamins C and k(3) in cancer treatment, Curr Med Chem. 2002: 9(24); 2271-2285.

34. Casciari JJ. Riordan NH. Schmidt TL. Meng XL. Jackson JA. Riodan HD. Cytotoxicity of ascorbate, lipoic acid, and other antioxidants in hollow fibre in vitro tumours, BJC. 2001: 84(11); 1544-1550.

35. Lee KW, Lee HJ, Kang KS, Lee CY. Preventive effects of vitamin C on carcinogenesis. Lancet. 2002: 12; 359(9301):172.

제7장

1. Yang YJ, Park JC, Kim HK, Kang JH, Park SY. A trial of autologous ex vivo-expanded NK cell-enriched lymphocytes with docetaxel in patients with advanced non-small cell lung cancer as second- or third-line treatment: phase IIa study. Anticancer Res. 2013 May;33(5):2115-22.

2. Kruijsen-Jaarsma M, Révész D, Bierings MB, Buffart LM, Takken T. Effects of exercise on immune function in patients with cancer: a systematic review. Exerc Immunol Rev. 2013;19:120-43.

3. Ahn YO, Kim S, Kim TM, Song EY, Park MH, Heo DS. Irradiated and activated autologous PBMCs induce expansion of highly cytotoxic human NK cells in vitro. J Immunother. 2013;36(7):373-81

4. Palucka K, Banchereau J. Dendritic-cell-based therapeutic cancer vaccines. Immunity. 2013 Jul 25;39(1):38-48

5. Inui T, Kuchiike D, Kubo K, Mette M, Uto Y, Hori H, Sakamoto N. Clinical experience of integrative cancer immunotherapy with GcMAF. Anticancer Res. 2013;33(7):2917-9.

6. Momburg F, Watzl C, Cerwenka A. NK cells-versatile tools for viral defense and cancer treatment. Eur J Immunol. 2013;43(4):860-3.

7. Wennerberg E, Sarhan D, Carlsten M, Kaminskyy VO, D'Arcy P, Zhivotovsky B, Childs R, Lundqvist A. Doxorubicin sensitizes human tumor cells to NK cell- and T-cell-mediated killing by augmented TRAIL receptor signaling. Int J Cancer. 2013 ;133(7):1643-52

8. Piątkiewicz P, Miłek T, Bernat-Karpińska M, Ohams M, Czech A, Ciostek P. The dysfunction of NK cells in patients with type 2 diabetes and colon cancer. Arch Immunol Ther Exp (Warsz). 2013;61(3):245-53.

9. Shook DR, Leung W. Natural killer cell therapy for cancer: delivering on a promise.

Transfusion. 2013;53(2):245-8

10. Takayama T, Sekine T, Kondo Y, Kakizoe T, Makuuchi M. Adjuvant adoptive immunotherapy against hepatocellular carcinoma. Hepatology. 1998;28(5):1436-7

11. Fujii S, Takayama T, Asakura M, Aki K, Fujimoto K, Shimizu K. Dendritic cell-based cancer immunotherapies. Arch Immunol Ther Exp (Warsz). 2009;57(3):189-98.

12. Garaci E, Pica F, Serafino A, Balestrieri E, Matteucci C, Moroni G, Sorrentino R, Zonfrillo M, Pierimarchi P, Sinibaldi-Vallebona P. Thymosin α1 and cancer: action on immune effector and tumor target cells. Ann N Y Acad Sci. 2012; 1269: 26-33

13. Yang X, Qian F, He HY, Liu KJ, Lan YZ, Ni B, Tian Y, Fu XL, Zhang J, Shen ZG, Li J, Yin Y, Li JT, Wu YZ. Effect of thymosin alpha-1 on subpopulations of Th1, Th2, Th17, and regulatory T cells (Tregs) in vitro. Braz J Med Biol Res. 2012;45(1):25-32

14. Yu R, Sun Y, Cai Q, Li Y, Zhu G. Effects of thymosin alpha-1 on radiation-induced pneumonitis. Zhongguo Fei Ai Za Zhi. 2011;14(3):187-93

15. Sherman KE. Thymosin alpha 1 for treatment of hepatitis C virus: promise and proof. Ann N Y Acad Sci. 2010;1194:136-40

16. Wang B, He F, Lin Y, Huang M, Zhou SF. Effect of recombinant human thymosin-alpha1, an immuno-modulating peptide with 28 amino acids, on the activity of cytochrome P450s. Drug Metab Lett. 2007;1(3):199-204.

17. Cheng SQ, Wu MC, Chen H, Shen F, Yang JH, Cong WM, Zhao YX, Wang PJ. Transcatheter hepatic arterial chemoembolization and thymosin alpha1 in postoperative treatment of hepatocellular carcinoma. Zhonghua Zhong Liu Za Zhi. 2004;26(5):305-7.

18. Yang YM, Lu XY, Huang WD, Shen MY. Effect of thymosin alpha 1 on cellular immune function in elderly patients with malignant tumor. Zhejiang Da Xue Xue Bao Yi Xue Ban. 2003;32(4):339-41.

19. Garaci E, Pica F, Sinibaldi-Vallebona P, Pierimarchi P, Mastino A, Matteucci C, Rasi G. Thymosin alpha(1) in combination with cytokines and chemotherapy for the

treatment of cancer. Int Immunopharmacol. 2003; 3(8): 1145-50

20. Ostermann T, Büssing A. Retrolective studies on the survival of cancer patients treated with mistletoe extracts: a meta-analysis. Explore (NY). 2012; 8(5): 277-81.

21. Kirsch A, Hajto T. Case reports of sarcoma patients with optimized lectin-oriented mistletoe extract therapy. J Altern Complement Med. 2011; 17(10): 973-9.

22. Zwierzina H, Bergmann L, Fiebig H, Aamdal S, Schöffski P, Witthohn K, Lentzen H. The preclinical and clinical activity of aviscumine: a potential anticancer drug. Eur J Cancer. 2011 Jul;47(10):1450-7.

23. Umbreit D. Mistletoe in cancer treatment. Dtsch Med Wochenschr. 2011; 136 Suppl 1:S13-5

24. Ritter PR, Tischoff I, Uhl W, Schmidt WE, Meier JJ. Sustained partial remission of metastatic pancreatic cancer following systemic chemotherapy with gemcitabine and oxaliplatin plus adjunctive treatment with mistletoe extract. Onkologie. 2010;33(11):617-9

25. Eisenbraun J, Scheer R, Kröz M, Schad F, Huber R. Quality of life in breast cancer patients during chemotherapy and concurrent therapy with a mistletoe extract. Phytomedicine. 2011 Jan 15;18(2-3):151-7.

26. Huber R, Eisenbraun J, Miletzki B, Adler M, Scheer R, Klein R, Gleiter CH. Pharmacokinetics of natural mistletoe lectins after subcutaneous injection. Eur J Clin Pharmacol. 2010; 66(9): 889-97.

염창환 박사의 20년,
암 그리고 항암 환자들과의 동행스토리

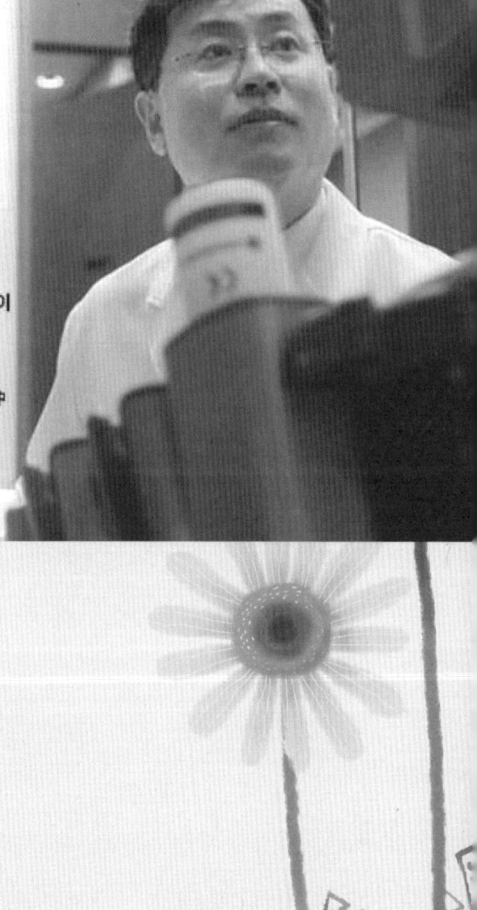

"분명한 건 때론 뛰어난 수술이나 좋은 약이 아니더라도
환자의 손을 한번 더 잡아주고, 눈을 맞추며 이야기를 들어주는 것이
더 좋은 치료가 될 수 있다는 사실입니다."

- 한국인, 죽기 전에 꼭 해야 할 17가지 中

1992
"암 환자와의 첫 만남"

의과대학 시절, 선택실습으로 나간 성가복지병원에서 염창환 박사는 피부암환자가 고통스럽게 죽어가는 모습을 목격하게 됩니다.
당시까지 '치료하는 병'으로만 생각했던 "암"을 환자가 그토록 고통을 겪으며 죽어가야 하는 병이라고는 생각하지 못했던 것이죠.
그 환자와의 만남은 염창환 박사가 '죽어가는 이들을 위해 원가 해야겠다'라는 결심을 하는 계기가 되었고,
후에 그는 암 환자들을 치료하는 '가정의학과'로 진학하게 됩니다.

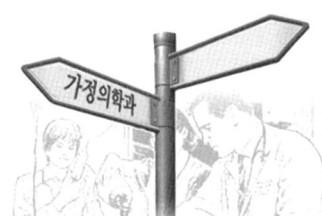

1996
"국내 완화의학의 선구자가 되다!"

"전공의 시절, 말기 암 환자들이 고통 속에 세상을 떠나는 모습을 보며 의사로서의 한계를 느꼈다."
끝내 염창환 박사는 호주 플린더즈 의과대학의 완화의학과로 3개월간 파견을 나가기에 이릅니다.
그곳에서 자신이 그때까지 제대로 된 치료를 환자들에게 하지 못했음을 깨닫게 되며
"의사가 몰라서 환자를 고통스럽게 만들어서는 안된다"는 결심을 하게 되죠.
그가 호주까지 날아가서 배운 완화의학은, 환자의 시료를 돕고 부작용을 관리하는 완화적 치료이자,
완치된 환자들의 암 재발을 방지하는 예방의 의미를 내포하고 있었습니다.
더불어 만약 치료가 실패할 경우 임종 시까지 환자를 보살피는 호스피스의 가치가 함께 깃들어 있었습니다.

1996년 4월,
호주 플린더즈 의대
이안대톡 교수와 함께

1998
"지킬박사의 탄생!"

전문의가 된 동시에 염창환 박사는 군의관으로 근무를 하게 됩니다.
그리고 바로 그 때, 결정적으로 그의 삶을 바꾼 한 명의 난소암 환자를 만나게 되죠.
심각하게 악화되어 있는 상황으로 많은 병원에서 치료를 거부했던 환자를
염창환 박사는 동료 의사와 함께 2주에 한번, 하루에 5리터의 복수를 뽑으며
치료와 동시에 환자와 약 5년간의 동행을 시작합니다.
"염 선생님, 환자가 가장 힘들어하는 것이 무엇인지 아세요?
암 투병 과정 동안 환자들의 이야기를 들어주는 의사가 없다는 사실입니다.
암 환자들은 언제 죽을지 몰라요. 다만, 끝까지 의사 선생님이 곁에서 함께 해 주길 바랄 뿐이죠."
3개월 남짓의 삶이 남았다고 했던 환자는 5년 후, 평화로운 마지막 날을 맞았습니다.

이 환자와의 만남은 후에, 염창환 박사가 의료인으로서의 '청사진'을 마음에 새기게 된 계기가 되어,
더 이상 치료법이 없다 해도 환자의 '끝'까지 통증 조절, 영양 관리,
그리고 심리적인 안정을 위해 최선을 다하는 의사가 되기로 결심합니다.
그때부터였죠. 환자들이 그를 '지킬박사' 라고 부르기 시작한 것이!

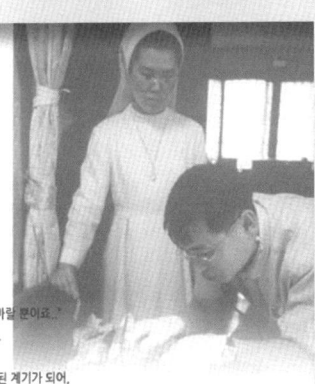

5년 동안 함께 동행했던 난소암 환자는, 마지막에 염창환 박사에게 숙제를 하나 내줍니다.
환자 자신이 받았던 치료 중, 가장 효과적이었던 '비타민C'에 대해 공부해 줄 것을 부탁한 것 입니다.
"환자들이 주는 힌트 속에 늘 답이 있었다" 고 말하는 염창환 박사는
환자들에게 보다 효과적인 치료를 하기 위해 곧 미국의 리오단 클리닉을 찾아
그곳에서 비타민C를 공부하게 됩니다.

2002
"선생님, 비타민을 연구해주세요!"

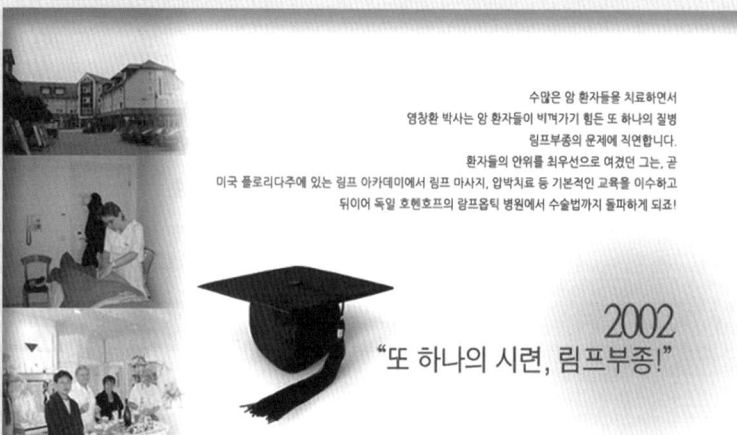

수많은 암 환자들을 치료하면서
염창환 박사는 암 환자들이 비껴가기 힘든 또 하나의 질병
림프부종의 문제에 직면합니다.
환자들의 안위를 최우선으로 여겼던 그는, 곧
미국 플로리다주에 있는 림프 아카데미에서 림프 마사지, 압박치료 등 기본적인 교육을 이수하고
뒤이어 독일 호헨호프의 람프옴틱 병원에서 수술법까지 돌파하게 되죠!

2002
"또 하나의 시련, 림프부종!"

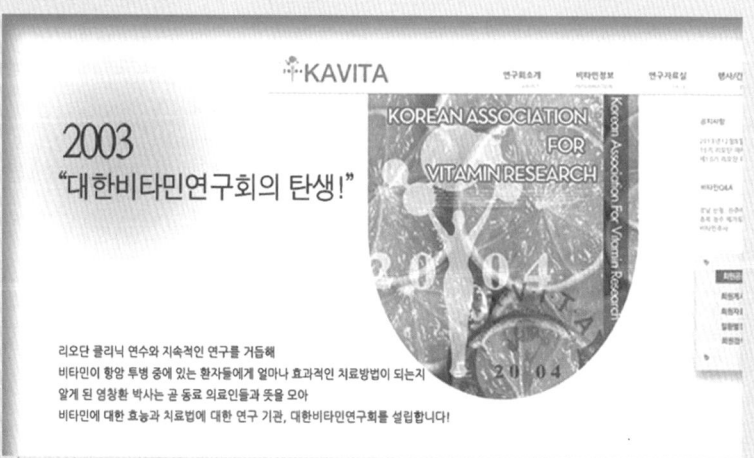

2003
"대한비타민연구회의 탄생!"

리오단 클리닉 연수와 지속적인 연구를 거듭해
비타민이 항암 투병 중에 있는 환자들에게 얼마나 효과적인 치료방법이 되는지를
알게 된 염창환 박사는 곧 동료 의료인들과 뜻을 모아
비타민에 대한 효능과 치료법에 대한 연구 기관, 대한비타민연구회를 설립합니다!

2005
"염창환의 아름다운 세상"

염창환 박사의 환자들이 그를 "지킬박사"라 부르며
치료가 끝난 후에도, 혹은 사랑하는 가족이 떠난 후에도
"지킬박사"를 계속 찾아 오는 이유는 바로
"환자를 위하는 인술" 에 있었습니다.
그의 인술의 대표격인 예가 바로 암 환우들을 위한 동행 커뮤니티,
다음 카페 "염창환의 아름다운 세상" 입니다!

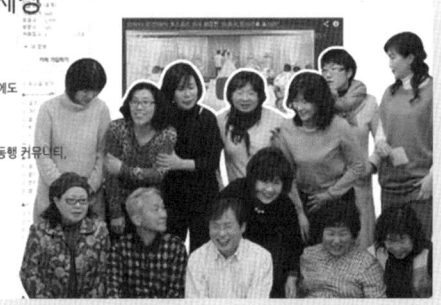

2010
"한국인, 죽기 전에 꼭 해야할 17가지"

2000명이 넘는 암 환자들의 곁을 지킨 염창환 박사는
그 간, 그가 만난 환자들과의 동행 이야기를
한데 모아 많은 사람들에게 '삶의 의미'에 대한 메시지를 전하는
"한국인, 죽기 전에 꼭 해야 할 17가지" 를 출판합니다.

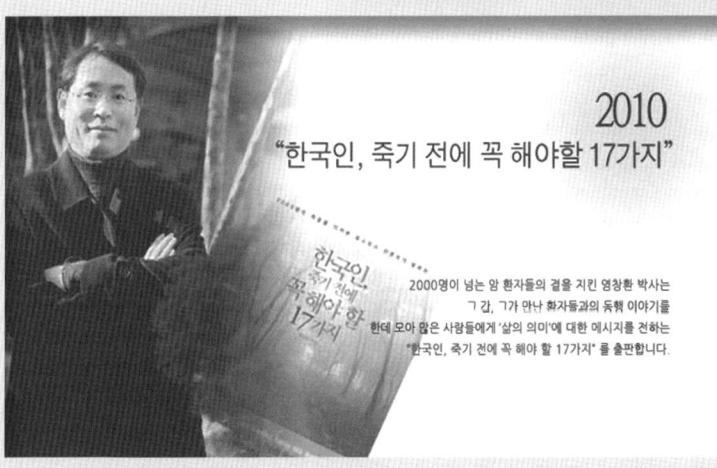

2011
"비타민 박사 염창환!"

비타민의 필요성에 대한 일반인들의 인식이 확대되면서 KBS2 채널의 건강의학프로그램,
'비타민' 에 출연하며 비타민 B, C 그리고 D 의 역할과 필요성에 대한 지식을
많은 사람에게 널리 전하셨죠.

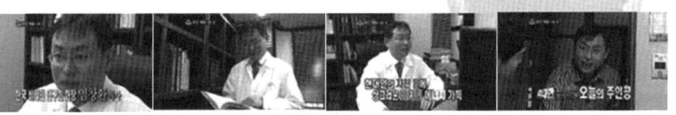

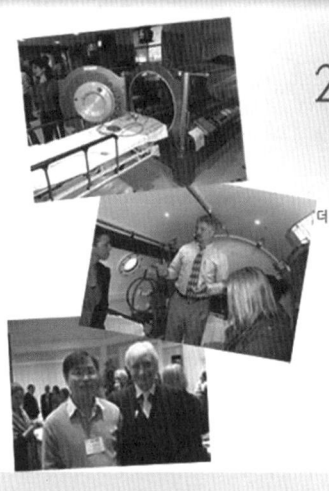

2013
"산소와 온열, 두 마리 토끼를 잡다!"

항암 치료 중에 있는 환자들이 반복된 항암치료로 기력이 쇠하여지고, 그 때문에 더 이상 치료를 받을 수 없게 되는 모습은 염창환 박사에게 큰 슬픔이자 고민이었습니다. 하여 환자의 몸을 치료가 가능한 최적의 상태로 만드는 두 마리 토끼를 잡으려 염창환 박사는 다시 한번, 미국, 그리고 독일행 비행기에 몸을 싣습니다! 두 마리 토끼, 즉 "산소와 온열"을 잡기 위해서!

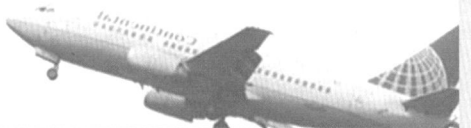

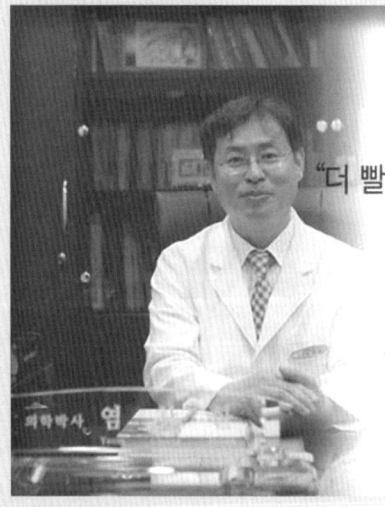

2013
"더 빨리, 더 가까이서 만나고 싶습니다.!"

2013년 5월, 염창환 박사는 그 동안의 경험과 연구를 바탕으로 보다 효과적인 치료법으로 더 많은 항암 환자들을 만나고자 서울시 교대역에 "염창환 의원"을 개원합니다.
그는 자신을 찾아오는 환자들에게 이런 말을 해줄 때가 가장 기쁘다고 합니다.
"너무 늦지 않아 다행입니다. 우리 같이 시작해 봅시다!"

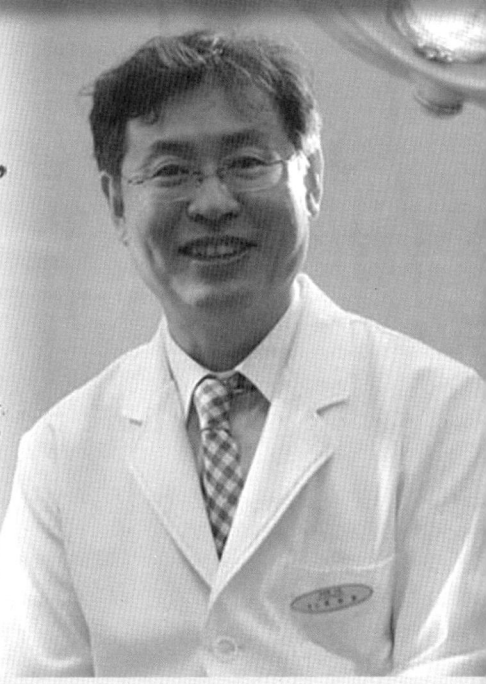

"당신의 이야기를 들려주세요.
　　　모든 답은 환자에게 있습니다."

염창환 박사의 암, 그리고 암 환자들과의 동행은
이제 제 2의 여정을 맞게 되었습니다.
지금까지 만났던 수많은 환자들로부터 항상 다음 치료에 대한
힌트를 얻을 수 있었다는 염창환 박사,
그는 오늘도 환자 한 명, 한 명의 웃음을 위해 최선을 다하겠노라고 다짐합니다.
"당신의 이야기를 들려주세요. 나눔이 소통이 되고, 곧 치유가 될 것입니다."

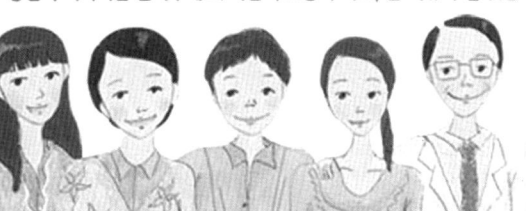

고주파 온열암 치료에서
면역세포 치료까지
암 완치의 길

염창환 · 양규환 지음

1판 1쇄 인쇄 | 2013. 11. 20
1판 1쇄 발행 | 2013. 11. 25

발행처 | 건강다이제스트사
발행인 | 이정숙
디자인 | 김영미

출판등록 | 1996. 9. 9
등록번호 | 03 - 935호
주소 | 서울특별시 용산구 효창동 5-3호 대신 B/D 3층(우편번호 140-896)
TEL | (02)702-6333 FAX | (02)702-6334

- 이 책의 판권은 건강다이제스트사에 있습니다.
- 본사의 허락없이 임의로 이 책의 일부 또는 전체를 복사하거나
  전재하는 등의 저작권 침해행위를 금합니다.
- 잘못된 책은 바꾸어 드립니다.
- 인지는 생략합니다.

ISBN 978-89-7587-083-5 13510